U0224287

协和心内科护士手册
心律失常

主 编 何 叶 马芳芳

 中国协和医科大学出版社
北 京

图书在版编目（CIP）数据

协和心内科护士手册. 心律失常 / 何叶，马芳芳编著. -- 北京：中国协和医科大学出版社，2025. 1.
ISBN 978-7-5679-2551-9

Ⅰ. R473.5-62

中国国家版本馆CIP数据核字第2024AV5080号

主　　编	何　叶　马芳芳
责任编辑	李元君　杨雪娇
封面设计	邱晓俐
责任校对	张　麓
责任印制	黄艳霞
出版发行	中国协和医科大学出版社
	（北京市东城区东单三条9号　邮编100730　电话010-65260431）
网　　址	www.pumcp.com
印　　刷	三河市龙大印装有限公司
开　　本	787mm×1092mm　　1/32
印　　张	3.75
字　　数	90千字
版　　次	2025年1月第1版
印　　次	2025年1月第1次印刷
定　　价	36.00元

（版权所有，侵权必究，如有印装质量问题，由本社发行部调换）

编者名单

主　编　何　叶　马芳芳

副主编　余旻虹　吴　楠　付　静　杨德彦

编　者（按姓氏笔画排序）

马芳芳　王雨竹　付　静　朱林林

何　叶　杨　竹　李　奇　张　然

吴　楠　余旻虹　张媛媛　杨德彦

李燕瑾　段雨芙

在医学领域，心律失常是一种常见而复杂的临床现象，它涉及心脏电生理活动的异常，可能导致心脏泵血功能障碍，严重时危及生命。随着医学技术的不断进步，心律失常的诊断和治疗手段日益丰富，护理工作在其中扮演着至关重要的角色。本书旨在为护理人员提供一本全面、实用的心律失常护理手册，帮助他们在临床实践中更好地理解心律失常的背景知识、检查方法、治疗策略及护理要点。

本书涵盖了心律失常的发生机制，检查方法，常见心律失常的临床表现、治疗方法和护理措施，电生理检查、心脏电复律、射频消融术、心脏永久起搏器植入术及护理，抗心律失常药物等内容。我们特别强调了护理人员在心律失常患者管理中的作用，包括术前准备、术后护理、病情观察、用药指导和心理支持等。

本书的亮点在于其针对性强，为护理人员量身定制，旨在帮助他们提升专业技能，优化护理流程，从而提高心律失常患者的护理质量和治疗效果。我们深知，护理工作的专业性和复杂性要求护理人员不断学习和进步，本书正是为了满足这一需求而编写。

在本书的编写过程中，我们力求内容的准确性和实用性，充分吸收国内外最新的研究成果与护理经验，结合我国医疗环境的实际情况进行了针对性的调整与优化。由于知识和经验的局限，书中难免存在疏漏和不足之处。我们诚挚地希望读者能够提出宝贵意见和建议，以便我们不断改进和完善。在此，对所有参与本书编写、审阅和出版工作的同仁们表示衷心的感谢，并期待本书能够成为护理人员在心律失常护理工作中的得力助手。

何 叶

2024年10月

目 录

第一章

心血管电生理知识

一、心脏传导系统

心脏传导系统是由位于心肌内，能够产生和传导兴奋的特殊心肌细胞构成，包括窦房结，结间束，房室结，房室束，左、右束支和浦肯野纤维网等。这些特殊的心肌细胞具有自律性和传导性，主要功能是产生和传导兴奋。

窦房结是正常心率的起搏点，位于上腔静脉与右心房交界处的界沟上 1/3 的心外膜深面；结间束是窦房结与房室结之间的传导通路，分为前结间束、中结间束和后结间束三个传导束。房室结位于三尖瓣基底附近的心房间隔的右后部。房室结与房室束相连，房室束为索状结构，在心室间隔的顶部分为左、右束支，左束支再分为前、后2个分支，所有分支在分成浦肯野纤维之前均走行于心室间隔附近的心内膜下，浦肯野纤维弥散分布至心肌的所有部位。

窦房结形成兴奋之后，通过心房肌及结间束使右心房和左心房除极，同时传导至房室结。兴奋在房室结内传导速度极为缓慢，经过一定时间的延迟，兴奋抵达房室束，传导再度加速，经由左、右束支，浦肯野纤维网，最后到达心室肌，使整个心室除极。

二、生物电检测

生物电检测是通过生物电检测仪器进行体格检查，根据生物电流的强弱变化，以及通过患者体内不同的电信号的反馈，来确定患者的各脏器是否健康，以及微量元素缺乏情况，如检查呼吸系统、内分泌系统、心血管系统、泌尿系统、神经系统、消化系统等各脏器是否存在隐藏的疾病，是否有患某种疾病的倾向，以提醒受检者做好预防。

生物电检测具有无创、便捷、高效、准确、唯一等优点，因为生物电检测不抽血、不取样、不穿刺，因此无毒副作用，而且因每位患者的生物电指标不同，数据具有唯一性及准确性。但需要注意的是，由于生物电检测指标数据过多，对身体所有脏器功能无法完全评估，只可作为参考性检查，在临床上不具有诊断意义。若明确诊断，还需结合其他临床检查。

第二章

心律失常的分类及发生机制

第一节　心律失常的分类

心律失常的分类目前尚未统一，临床常用的分类方法有以下几种。

1. **根据异常兴奋起源的部位**

可分为窦性、房性、室性等心律失常。

（1）兴奋自窦房结发出，即窦性心律失常，包括：①窦性心动过速；②窦性心动过缓；③窦性心律不齐；④窦性停搏。

（2）兴奋自异位起搏点发出

1）被动性异位心律：①房性逸搏及房性逸搏心律；②交界性逸搏及交界性逸搏心律；③室性逸搏及室性逸搏心律。

2）主动性异位心律：①期前收缩（房性、交界性、室性）；②阵发性心动过速（室上性、室性）；③非阵发性心动过速（交界性、室性）；④扑动（心房扑动、心室扑动）；⑤颤动（心房颤动、心室颤动）。

2. **根据兴奋传导异常的不同发生部位**

可分为窦房、房室、室内传导阻滞及预激综合征(经异常途径短路传导)等心律失常。

（1）干扰及干扰性房室脱节。

（2）心脏传导阻滞，包括：①窦房传导阻滞；②房内及房间传导阻滞；③房室传导阻滞(一度、二度和三度)；④室内传导阻滞(左右束支阻滞和左束支分支阻滞)。

（3）房室旁路传导：预激综合征。

3. **根据心率快（或提前发生）、慢（或传导延迟）**

可大致分为快速性心律失常和缓慢性心律失常。

第二节 心律失常的发生机制

本节主要介绍缓慢性和快速性心律失常的发生机制。

一、诱发缓慢性心律失常的机制

诱发缓慢性心律失常的机制有两种：自律性异常和传导障碍。

1. 自律性异常

正常情况下，心脏窦房结的自律性最高，是主导整个心脏兴奋和兴奋起源的正常起搏点，其所形成的心脏节律称为窦性心律。位于房室交界区和心室的次级起搏点，自律性低于窦房结，正常情况下不显现。但存在以下特殊情况：①窦房结的自律性降低或其兴奋不能传出时；②潜在起搏点的自律性异常升高时；③发生其他类型的快速异位搏动时；④潜在起搏点不受窦房结自律细胞控制时。窦房结以外的自律组织就可能自动发生兴奋而引起全部或部分心脏的活动，这些异常起搏部位称为异位起搏点，可产生异位节律。另外，原来无自律性的心肌细胞，如心房、心室肌细胞，亦可在病理状态下，如心肌缺血、用药、电解质紊乱、儿茶酚胺增多等情况下，出现异常自律性，从而形成各种心律失常。

2. 传导障碍

由于心脏传导系统本身的病变或外来因素的影响，均可引起兴奋传播过程中出现传导缓慢或传导中断等传导障碍，与许多心律失常的产生密切相关。其中包括传导减慢、传导阻滞、递减性传导、单向阻滞、单向传导和不均匀传导等。兴奋传导异常在临床上常表现为各种传导阻滞。

二、诱发快速性心律失常的机制

诱发快速性心律失常的机制有三种：自律性异常、折返和触发活动。

1. 自律性异常

具体参照第二章第二节的缓慢性心律失常的机制——自律性异常。

2. 折返

折返是兴奋传导异常的常见电生理现象。折返兴奋可发生于心脏任何部位，是形成快速性心律失常的最重要的机制。绝大多数的室上性心动过速、多数的室性心动过速和期前收缩都是折返引起的。所谓折返是指心脏的一次兴奋经过传导再次兴奋心脏某一部位的现象。形成折返需要三个基本条件：①兴奋折返的径路折返环，是指兴奋传导的方向上存在传导速度和不应期均不相同的两条路径；②一条径路出现单向阻滞；③另一条径路存在缓慢传导。兴奋在折返环内反复循环，形成快速性心动过速。

3. 触发活动

触发活动是一种异常的细胞电活动，它发生在一个先前存在的动作电位除极波后，故称后除极。这些后除极如果能达到起搏阈值便可产生异常的自律活动。该异常自律活动后的后除极如果引起另一次异常自律活动，反复循环，自律活动便不需外界的触发就能持续重复发生。

第三章

心律失常的检查方法

◰ 第一节　心电图

（一）概念/定义

心电图（electrocardiogram，ECG）是一种通过记录心脏电活动的图形化方式来评估心脏功能的检查方法。它是通过放置电极在患者身体表面，测量和记录心脏各部位产生的电信号变化，并将这些信号转换为图形显示出来。

（二）操作方法

1. 操作者准备

（1）在对受检者进行检查前，操作者务必认真阅读申请单，核对好受检者姓名、编号等重要信息资料，或扫码确认受检者身份信息，记载或录入记录系统；应快速了解申请检查的目的，了解对描记有无特殊要求。

（2）检查心电图机各条线缆的连接是否正确，包括导联线、电源线等，导联线保持顺畅，勿缠绕。

（3）对初次受检者，操作者须事先做好沟通解释工作。

2. 受检者准备

（1）接受心电图检查前，受检者应稍作休息，保持平静，避免紧张。

（2）检查前2小时不吸烟，不饮茶、咖啡和酒等刺激性饮品。

（3）受检者尽量穿着宽松，方便心电图检查。

（4）放置电极部位的皮肤如有污垢，应先进行皮肤清洁。

（5）如放置电极部位毛发过多，则应剃除局部毛发，以减少电阻。

3. 心电图电极安放

在被检查者两手腕关节上方及两侧内踝上部用导电介质，清洁局部皮肤，按照顺序放置好电极片和连接导联线，通常为红色导联线连接右手手腕、黄色导联线连接左手手腕、蓝色或绿色导联线连接左下脚踝、黑色导联线连接右下踝（缺失上肢应放在该侧肩部，缺失下肢应放在该侧肢体的臀部），胸、背部导联放置位置如表3-1所示。其中V1～V6的电极颜色分别为红、黄、绿、棕、黑、紫。

表3-1 导联标准位置

导联	位置
V1	胸骨右缘第4肋间隙
V2	胸骨左缘第4肋间隙
V3	V2与V4连线中点
V4	左锁骨中线第5肋间隙
V5	左腋前线V4同一水平（即第5肋间隙）
V6	左腋中线V4、V5同一水平（即第5肋间隙）
V7	左腋后线第5肋间隙
V8	左肩胛下线第5肋间隙
V9	左脊柱旁线第5肋间隙
V3R	V1和V4R连线中点
V4R	右锁骨中线第5肋间隙
V5R	右腋前线第5肋间隙

某些进口心电图机的导联线插件上注有RA（右上肢）、LA（左上肢）、LL（左下肢）、RL（右下肢），按照其提示与相应电极片连接即可，不受导联线颜色限制。

女性乳房下垂者，电极片不应该放置在乳房上，应托起乳房后，在乳房下缘胸壁上放置相应的电极片；乳房切除者应予注明。婴幼儿心电图检查时，取仰卧位，保持安静；婴幼儿哭闹不合作时，可提前应用镇静剂使其安静，再行检查。另外，婴幼儿胸部导联应选择大小合适的电极片，不使用电极吸盘，以免对胸部造成损伤。

全部检查完成后，关闭电源；部分机型需将各控制器旋钮旋至最低点。

疑有急性心肌梗死、首次做心电图检查者，应予做18导联心电图，胸壁各导联部位应做好标记，以备复查定位。

（三）护理注意事项

（1）心电图检查应在宽敞、明亮、通风的房间，远离大型电器设备。

（2）推荐室温控制在18 ～ 26℃，避免过冷或过热，特别要避免因寒冷所致的肌电干扰。

（3）检查床宽度不窄于80cm，避免患者因体位不适、肢体紧张度增加而引起肌电干扰。

（4）室内保持清洁卫生，提倡使用清洁无菌的一次性床单、被套、枕套等，一人一换，以防交叉感染；未能做到一人一换，也应保持用具清洁无污染；一旦被污染应立即更换。

📋 第二节　动态心电图

（一）概念/定义

动态心电图（dynamic electrocardiogram，DCG）是通过动态心电图仪在患者日常生活状态下连续24小时或更长时间记录其心电活动的全过程，并借助计算机进行分析处理，以发现在常规体表心电图检查时不易发现的心律失常和心肌缺血等，为临床诊断、治疗及判断疗效提供重要的客观依据。动态心电图仪由美国Holter于1949年首创，故又称Holter心电图，临床上已由单导、双导发展为12导联全记录。

（二）操作方法

（1）患者坐位，使用酒精纱布消毒要粘贴电极处的皮肤，以确保导联电极能够有效地与患者的皮肤接触。

（2）选用优质的动态心电图专用电极，将导线与电极扣好。

（3）将电极牢固粘贴在相应的位置上，在右侧锁骨、左侧锁骨、肋弓与锁骨中线的交点处安置肢体导联电极；采用24小时12导联动态心电图检测，心电监护仪V1～V6导联位置分别为：V1（红色）置于胸骨右缘第4肋间，V2（黄色）置于胸骨左缘第4肋间，V3（绿色）置于V2与V4连线的中点，V4（蓝色）置于左锁骨中线第5肋间，V5（橙色）置于左腋前线与V4平行处，V6（紫色）置于左腋中线与V4平行处。最好贴于所选部位的胸骨和肋骨上，以减少呼吸运动影响及肌电干扰，并用胶布固定。

（4）将SD卡插入记录盒，装上电池，将记录盒装进专用套子，背在受检者身上，调整背带长度。

（5）嘱患者详细记录活动日志及自觉症状。

（6）24小时后，从患者身上按顺序拆卸记录盒，取出SD卡；擦净受检者身上的粘胶。由计算机分析系统回放分析检测结果，并由技术娴熟的高年资医师对结果进行审核。

（三）护理注意事项

（1）与动态心电记录仪接触的皮肤部分应无局部感染，保持卫生。

（2）避免X线、CT、磁共振、超声、脑电图、肌电图等影响动态心电图监测结果的各项检查。应远离强力电源和磁场。

（3）检查期间防止雨、水等液体进入记录仪内，以免影响检查结果。

（4）做动态心电图期间不能洗澡，佩戴记录仪后，日常起居与佩戴前一样，应做适量运动，但尽量避免剧烈运动和双上肢剧烈活动，以减少各种肌电干扰和伪差。

（5）患者佩戴时不要牵拉记录电极线，否则会出现大量干扰数据，影响数据输出。

（6）应将24小时内身体不适和运动时间详细登记，为医生诊治提供可靠依据。

第三节　直立倾斜试验

（一）概念/定义

直立倾斜试验是检查自主神经功能的一种有效方法，在疑似血管迷走神经性晕厥、直立性低血压、体位性心动过速综合征、直立位高血压、心因性假性晕厥、自主神经功能衰竭、不明原因的反复跌倒、癫痫等疾病的诊断和鉴别诊断中有着重要的临床应用价值。

（二）操作方法

（1）空腹4小时，建立静脉通路，保持检查室环境安静，光线柔和，温度适宜（20～25℃）。

（2）在倾斜开始前应至少平卧10分钟。

（3）倾斜角度70°。

（4）基础直立倾斜持续时间随阳性反应随时停止，如果未出现阳性反应，应持续到最长时间45分钟。

（5）舌下含服硝酸甘油，固定剂量300～400μg（国产硝酸甘油0.5mg，3/4片），最长持续时间20分钟。

（6）给予异丙肾上腺素时，从1μg/min开始，每5分钟增加1μg/min，至3μg/min，使平均心率超过基线水平的20%～25%，最快心率不得超过150次/分，最长持续时间20分钟。

（三）阳性反应分类

1. 1型，混合型

晕厥时心率减慢但心室率不低于40次/分或低于40次/分的时间短于10秒伴有或不伴有时间短于3秒的心脏停搏，心率减慢之前出现血压下降。

2. 2A型，心脏抑制型但无心脏停搏型

心率减慢，心室率低于40次/分，时间超过10秒，但无超过3秒的心脏停搏，心率减慢之前出现血压下降。

3. 2B型，伴有心脏停搏的心脏抑制型

心脏停搏超过3秒，血压下降在心率减慢之前出现或与之同时出现。

4. 3型，血管抑制型

收缩压低于60～80mmHg（1mmHg＝0.133kPa）或收

缩压/平均血压较前降低20～30mmHg，晕厥高峰时心率减慢不超过10%。

5. 4型，体位性心动过速综合征阳性反应

在直立倾斜试验的10分钟内心率较平卧位增加≥30次/分，同时收缩压下降<20mmHg（即排除直立性低血压）。

（四）护理注意事项

（1）禁忌证包括严重的冠状动脉狭窄、重度主动脉瓣狭窄、严重的左心室流出道梗阻、重度二尖瓣狭窄、严重的脑血管狭窄、妊娠。

（2）青光眼、贫血患者慎用硝酸甘油。不推荐高血压、冠心病、甲状腺功能亢进症和老年晕厥患者做异丙肾上腺素药物诱发实验。

（3）抢救设备和药品：包括心脏除颤器、简易呼吸器、吸痰器、氧气、常规抢救药品、静脉输液器和输液泵。

（4）血压监测：测量血压时，要求袖带覆盖80%以上的上臂周径，依据患者上臂周径大小，选择适宜的血压袖带（大34～43cm，中24～32cm，小14.0～21.5cm），以保证精准、有效地测量血压。

（5）试验床应能迅速平稳倾斜，试验开始10秒时将试验床置于70°倾斜位，以免太快增加假阳性率，太慢增加假阴性率。试验结束时10秒内迅速放平。

（6）患者准备：签署知情同意书，禁食4小时，检查前按医生要求调整用药，避免饮用兴奋性饮料，了解检查程序和配合检查要求，检查前排空膀胱。

（7）检查环境和安全：保持室内安静和弱光，患者卧位5～10分钟，胸腹带固定松紧适宜，防止落床、摔伤。控制室温在24～26℃（无寒颤和出汗）。

（8）尽量保证初次检查和复查时间一致，检查后留观

5～15分钟。家属或陪同人员在室外等候，便于沟通和陪同患者返回。

（9）晕厥患者的初始评估：依据详细病史、体格检查、心电图检查和头颅影像学的检查结果，划分疑似晕厥的原因。

〰 第四节　长程心电图

（一）概念/定义

长程动态心电监测仪是一种微型化、穿戴式、大容量的心电图记录仪，能够持续性监测心脏每一心动周期所产生的电活动变化。

（二）操作方法

（1）佩戴位置选择左侧心前区肌肉、脂肪较少部位，女性应避开乳腺；尽量使两个电极在同一平面，减少心电记录仪的弯曲受力；避开左臂自然下垂或摆臂对心电记录仪的接触影响。

（2）患者卧位，使用医用酒精棉球涂擦患者电极贴附部位皮肤表面，将超长时程动态心电记录仪底部2个电极帽纽扣式导联连接导电贴片，之后贴附于体表。佩戴方式：开盖，先放SD卡后放电池，蓝灯亮合盖，长摁开机键，蓝灯闪烁三次：开机，扣上电极片，撕下保护膜。

（3）指导患者记录每日进食、睡觉、运动等日常活动的持续时长及用药情况。

（4）随访14天后取下送回进行分析，将长时程动态心电监测数据导入电脑，回放软件高分辨率显示记录的全部连续心电信号及有关分析、图表、数据，由高年资医师对结果进行审核。

（三）护理注意事项

（1）检查需要贴片区域皮肤的清洁度，减少皮屑、油脂，确保电极和皮肤充分接触，皮肤宜干燥不宜潮湿，避免出汗。

（2）检查期间尽量选择棉质宽松的贴身衣物，避免静电干扰。

（3）检查期间请远离强磁场环境，不要靠近微波炉、电磁炉等。

（4）冬天会出现静电，会产生干扰，建议尽量少活动，佩戴前可用酒精擦拭贴片处。

（5）测动态心电图时，可以做散步、太极等休闲运动，避免出太多汗而导致电极与皮肤接触不良。切记不要做剧烈运动，如长跑。

（6）在测量动态心电图时，尽量少做上身运动，特别是弯腰扩胸等大幅运动。其他日常生活工作都照常进行就可以。

（7）设备不防水，不能沾水。建议洗澡间隔≥3天。洗澡之前取下仪器，洗澡后按照原来的位置自行贴回去。无论症状如何，不必对仪器进行额外操作。记录非佩戴的原因（如洗澡）时长（如每天30分钟，共15天）。出院后继续佩戴≥14天（通常15～20天）后，自行取下长程动态心电监测仪，可邮寄或自行送到医院。

第五节 电生理检查

（一）电生理检查的原理

心脏电生理检查是以整体心脏或心脏的一部分为对象，记录心内心电图、标测心电图和应用各种特定的电脉冲刺激，便于诊断和研究心律失常的一种方法，也是临床确诊复杂心律失常和指导其治疗的创伤性手段。其基本原理是通过多导生理仪从放置在心腔不同部位的电极导管记录心内电信号，分析心律失常的原理、类型及评价药物治疗的效果，以及分析心律失常的起源部位、定位，为其手术或导管消融治疗提供依据。

（二）检查前准备

1. 检查前应向患者及家属解释检查的理由、目的，说明检查过程中可能出现的情况，以消除患者的顾虑，取得患者的配合。

2. 协助医生进行相关检查，了解心脏基本功能状态，了解肝肾功能，调整水电解质平衡。

3. 检查前根据医嘱停用血管活性药物3天或4～6个半衰期。

4. 穿刺部位清洁备皮，包括双侧腹股沟及会阴部备皮。

5. 了解患者过敏史。

6. 检查前4小时禁食、禁水。

7. 检查前排空大小便。

8. 建立一条静脉通路以便术中用药。

（三）检查后护理

1. 安置患者于病床，若行股动脉穿刺者还需观察术侧足背动脉搏动情况。

2. 观察伤口有无出血、渗出，局部有无血肿及下肢皮肤温度、颜色的变化。

3. 根据医嘱术肢制动 4 ~ 6 小时，卧床休息 12 小时。

4. 严密观察患者生命体征的变化。

第四章

常见心律失常

◼ 第一节 室性期前收缩

（一）概念

室性期前收缩（或室性早搏），以下简称"室早"，是指起源于希氏束分叉以下部位的心肌提前兴奋，使心室提前除极引起的。室早是临床上常见的心律失常，其发生人群相当广泛，包括正常健康人群和各种心脏病患者。普通静息心电图正常健康人群的室早检出率为5%，而24小时动态监测室早的检出率为50%。室早的发生与年龄的增长有一定的关系，这种增长关系与心血管疾病无关。

（二）病因

室早可见于心脏结构正常的个体，但更常见于各种结构性心脏病如冠心病、心肌病、心脏瓣膜病和遗传性心律失常综合征患者。精神紧张、过度劳累，以及不良生活方式如过量烟、酒、咖啡等可诱发室早。其他如洋地黄类药物、奎尼丁、三环类抗抑郁药物中毒，电解质紊乱（低钾血症、低镁血症）等也可导致室早。

（三）分类

分类方法很多，临床上比较常用的有以下几种。

1. **根据发生频率分类**

（1）偶发性早搏＜5次/分或动态心电图检测＜30个/时。

（2）频发性早搏≥5次/分或动态心电图检测≥30个/时。

2. 按室性早搏形态分类

（1）单形性室性早搏。

（2）多形性室性早搏。

3. 按异位起搏点分类

（1）单源性室性早搏。

（2）多源性室性早搏。

4. 最新临床分类

根据预后分类。

（1）良性室性早搏：是指经各种检查找不到心脏病证据的室性早搏，临床上十分常见。良性室性早搏随年龄增长会逐渐增多，但对健康不会产生太大影响，所以思想上不要负担过重。大量饮酒、吸烟、喝浓茶或咖啡、着急、紧张、睡眠不好等可诱发良性室性早搏，应该尽量避免。

（2）有预后意义的室性早搏：是指在器质性心脏病基础上出现的室性早搏，最常见的心脏疾病是冠心病和心肌病。

（四）临床表现

差异很大，许多患者无明显临床症状。相关症状包括心悸、胸闷、心跳停搏感，部分患者有乏力、气促、头晕、黑矇，甚至可诱发心绞痛。

（五）治疗

1. 一般治疗

对于心脏结构和功能正常、室早负荷＜10%或室早＜10 000次/24小时的无症状低危患者，通常无须治疗。告知患者室早的良性特征，消除其顾虑，避免过量饮酒、喝浓茶或咖啡等。对于可逆性因素如低钾血症、感染等应积极纠正。

2. 药物治疗

无结构性心脏病室早患者，可选择β受体阻滞剂、美西律、普罗帕酮或非二氢吡啶类钙通道阻滞剂维拉帕米。对于结构性心脏病室早患者，可应用β受体阻滞剂或美西律治疗，普罗帕酮不应用于冠心病心肌梗死等患者。对上述药物治疗无效的室早可选择索他洛尔，应用时需注意心率、血压和QT间期。

3. 心脏导管消融

起源于心室流出道的无结构性心脏病症状性室早可以首选导管消融治疗；对于非流出道起源，以及结构性心脏病症状性室早，如果抗心律失常药物无效，也可采用导管消融治疗。对室早心肌病最为有效的治疗措施是导管消融。

（六）护理措施

1. 一般护理

（1）指导患者生活规律，保持病房安静，保证睡眠。清淡饮食，少油少盐，不要暴饮暴食，食物富含纤维素，防止便秘。避免吸烟、饮酒、喝咖啡或浓茶等，保持情绪稳定，避开可造成情绪紧张、兴奋的环境。

（2）严密观察患者心律及生命体征变化。

（3）注意电解质平衡，尤其应注意血清钾的测定，血清钾＜4.0mmol/L时及时给予补钾治疗。

（4）予患者行药物宣教，告知患者药物作用及不良反应，不可自行随意增减药物。护士密切观察患者用药后效果及反应。

（5）关注患者心理状况，及时予患者行疾病相关宣教，减轻患者焦虑不安情绪。

2. 心脏导管射频消融护理

（1）术前对患者行相关操作宣教，解除患者疑虑，指导如何配合操作。

（2）给予患者操作部位备皮，方便操作，减少感染。

（3）指导患者练习床上小便。

（4）局麻术前禁食4～6小时。

（5）如服用抗心律失常药物及抗凝药，在术前遵医嘱停止服用此类药物。

（6）术后保持患者穿刺部位敷料清洁干燥、紧密粘贴，严密观察是否出现渗血、穿刺部位周围肿胀。

（7）术后定时巡视，测量生命体征，观察心电图变化。

（8）术后协助患者取平卧位，根据手术穿刺部位遵医嘱确定术肢制动及拆除绷带下地时间。

（9）卧床期间指导患者做术肢足部踝泵运动，预防静脉血栓。

（10）下地活动前三部曲，即坐起、站立、行走，预防体位性低血压。

（11）局麻术后即可进食。

（12）术后并发症心脏压塞，一旦发现，立即通知医生。

～ 第二节　室上性心动过速

一、房室结折返性心动过速

（一）概念

房室结折返性心动过速（atrioventricular nodal reentrant tachycardia，AVNRT）是室上性心动过速（室上速）最常见的一种形式。由心脏电信号在房室结、旁路、心房、心室之间形成环路并快速折返所致。房室结存在快径、右侧后延伸

（经典慢径）和左侧后延伸（另一条慢径）3条传导路径，理论上沿此3条传导路径的每2条均有可能形成2个方向的折返环路，故共可能有至少6种不同的折返环路。

（二）病因

正常心脏，房室结是心房和心室之间的唯一电学通路。AVNRT的患者因为存在房室结双径路或多径路，而在房室结双径路或多径路，以及部分房室结周围心房组织之间形成折返。目前尚不清楚AVNRT的发生究竟是因为患者在解剖上，还是在传导特性上与正常人有别。

（三）分类

目前，根据心动过速时AH间期和HA间期的长短，以及最早逆向心房兴奋部位的不同，通常将AVNRT分为3型。

1. 慢快型

慢快型（slow/fast form）为房室结慢径前传，快径逆传（希氏束A波领先），AH间期明显大于HA间期，且AH间期≥200～220ms，平均270～280ms。慢快型最常见，约占所有AVNRT的90%。

2. 快慢型

快慢型（fast/slow form）为房室结快径前传，逆传呈典型慢径逆传顺序（CS口水平A波领先），AH间期通常小于HA间期，且AH间期＜200ms，平均90ms。

3. 慢慢型

慢慢型（slow/slow form）为房室结慢径前传，逆传呈典型慢径逆传顺序（CS口水平A波领先），AH间期通常大于HA间期，且AH≥200～220ms，平均260ms。

（四）临床表现

1. AVNRT最常见于年轻人和中年人，在老年人中也并非少见。

2. 女性多于男性。

3. 其主要症状包括心悸或心跳加快，以及胸闷、乏力、多尿、呼吸困难、眩晕等，偶可出现晕厥。症状轻重程度主要与发作时心室频率、持续时间，以及基础心脏状态等有关。

4. 典型心悸多表现为规则的心动过速，并且呈突发突止，刺激迷走神经动作，如屏气、按压颈动脉窦等动作可终止发作。

（五）治疗

1. 急诊处理

（1）刺激迷走神经，可屏气做Valsalva动作，压舌或刺激咽部，脸浸入冷水，按摩一侧颈动脉窦（老年人或颈动脉窦高敏者慎用）等。

（2）静脉用药腺苷或三磷酸腺苷（ATP）、普罗帕酮、维拉帕米或地尔硫䓬。

（3）直流电复律：如果患者出现心功能失代偿的症状和体征或合并血流动力学不稳定时，应该早期考虑同步直流电复律。AVNRT成功转复的能量多为10～100J，少数例外。

2. 射频导管消融治疗

经导管消融治疗目前已经成为AVNRT的一线治疗方案。目前AVNRT射频导管消融治疗成功率＞95%，具有成功率高、并发症少、复发率低、安全性好等优点，已在临床上广为采用。

3. 长期药物治疗

药物治疗主要用于AVNRT频繁发作，由于各种原因不接受经导管消融的患者。常用的预防发作药物包括：钙通道阻滞剂（维拉帕米、地尔硫䓬）、Ⅰc类药物（普罗帕酮、氟卡尼）、β受体阻滞剂。由于胺碘酮长期服用副作用较多，因此不宜作为常规治疗。对于偶发，发作持续时间短暂，或者症状轻的患者可不必用药治疗，只需在心动过速发作时应用药物终止心动过速。

二、房室折返性心动过速

（一）概念

房室折返性心动过速（atrioventricular reentrant tachycardia，AVRT）是指旁路及心房、心室同时参与的大折返性心动过速。AVRT的发生率仅次于AVNRT，约占全部室上性心动过速的30%。

（二）病因

房室折返性心动过速多见于无器质性心脏病者，发病原因暂不明确，其发生机制与预激旁路有关，可由旁路前传或逆传，心房、心室及正常房室传导系统均参与折返。

1. 基本病因

心脏发育过程中除正常房室传导束即房室结-希浦系（AVN-HPS）外，在心房和心室之间形成异常传导束或房室旁路，房室旁路既可双向传导（显性房室旁路），也可仅有逆向传导（隐匿性房室旁路）；房室旁路的传导速度较AVN-HPS快，且无递减传导性能。因此AVN-HPS之间构成折返环可发生房室折返性心动过速。

2. 诱发因素

其发作常与体位改变、过度疲劳、情绪兴奋、烟酒过量、喝浓茶和咖啡有关。

（三）分类

根据心动过速时旁路传导方向的不同可分为以下两种。

1. 顺向性 AVRT

经房室结前向传导，经旁路逆向传导，构成心动过速，最为常见，约占 AVRT 的 90%。体表心电图多表现为窄 QRS 波心动过速，少数伴左束支或右束支阻滞而表现为宽 QRS 波心动过速。

2. 逆向性 AVRT

经旁路前向传导，经房室结或另一条旁路逆向传导，构成心动过速。体表心电图表现为宽 QRS 波心动过速。

（四）临床表现

1. 顺向性 AVRT 最常见，症状包括心悸、乏力、多尿、心前区不适或心绞痛、眩晕，严重时可有血压降低、休克及心功能不全。一般心率超过 160 次 / 分，即感心悸、胸闷，超过 200 次 / 分时可有血压下降、头晕甚至晕厥。

2. 逆向性 AVRT 临床症状比顺向性 AVRT 更严重，也更危险。心率在 150 次 / 分以上时，即可产生明显的症状及血流动力学障碍。常并发有心绞痛、心源性休克或晕厥。严重者可导致室性心律失常，甚至猝死。

（五）治疗

1. 一般治疗

包括颈动脉窦按压、Valsalva动作等，旨在刺激迷走神经，稳定血流动力学。

2. 药物治疗

包括使用维拉帕米、地高辛、β受体阻滞剂、胺碘酮、普罗帕酮（心律平）等。

3. 手术治疗

包括食管心房调搏术、射频导管消融术等，旨在改善心肌电活动特性，消除异常折返环。

（六）AVNRT与AVRT的护理

1. 一般护理

（1）指导患者生活规律，保持病房安静，保证睡眠。清淡饮食，少油少盐，不要暴饮暴食，食物富含纤维素，防止便秘。避免吸烟、饮酒、喝咖啡和浓茶等，保持情绪稳定，避开可造成情绪紧张、兴奋的环境。

（2）室上性心动过速发作时嘱患者卧床休息，及时呼叫医护人员。配合屏气做Valsalva动作。

（3）室上性心动过速发作时遵医嘱予患者持续床旁心电监护，根据情况给予氧气吸入。严密观察患者心率及生命体征变化。注意心电监护电极避开心电图及电复律位置。提前建立静脉通路，备好除颤仪、抢救车，以及抢救药品。

（4）如有需要配合医生行电复律。安抚患者情绪，指导配合。告知患者禁食水，摘除金属配饰，遵医嘱予镇静药物及液体输注，复律后清洁皮肤，清洁电极板及除颤仪，并做好护理记录。

（5）注意电解质平衡，尤其应注意血清钾的测定，血清钾 < 4.0mmol/L 时及时给予补钾治疗。

（6）关注患者心理状况，及时予患者行疾病相关宣教，减轻患者焦虑不安情绪。

2. **药物护理**

（1）了解常用抗心律失常药物的适应证及不良反应，遵医嘱给予患者药物治疗，同时观察用药后患者反应，严密监测用药后患者脉率、心率、心律及血压变化，及时发现因用药而引起新的心律失常或药物中毒。

（2）常用药物的不良反应为观察重点。①普罗帕酮（心律平、悦复隆）不良反应常见眩晕、味觉障碍、视物模糊、胃肠道不适。②胺碘酮（可达龙）不良反应为肺纤维化、转氨酶升高、光过敏、甲亢或甲减，外周静脉使用易导致静脉炎。使用时观察患者心率、血压变化，静脉使用时做好血管保护，尽量选择中心静脉给药，如选用外周血管应选择粗直、弹性好、易固定、易观察的血管，在穿刺上方预防性使用水胶体敷料外贴。每班严密观察留置针回血，穿刺处血管有无红肿、疼痛等静脉炎表现。如出现静脉炎应立即拔除留置针，局部外涂喜辽妥治疗。

3. **心脏导管射频消融护理**

具体参照第四章第一节的心脏导管射频消融护理。

第三节 室性心动过速

（一）概念

室性心动过速（ventricular tachycardia，VT）简称"室速"，是指起源于希氏束以下水平的左、右心室或心脏的特殊传导系统，至少连续3个或3个以上的快速性心律失常。如果是心脏电生理检查中程序刺激所诱发的室速，则必须持续6个或6个以上连续的心室搏动。室速多见于器质性心脏病患者，且常伴有血流动力学异常，并可能蜕变为室颤引起心搏骤停，是临床常见的心血管急症之一。

（二）病因

室速多见于各种类型的器质性心脏病患者，少见于心脏结构无明显异常的"正常人"。引起室速的原因很多，可概括为3个方面。

1. 器质性心脏病

冠心病是室性心律失常的最常见病因，急性心肌缺血可诱发多形性室速或室颤，而心肌梗死后的瘢痕形成容易发生持续性单形性室速。其他可见于心肌病（包括扩张型心肌病、肥厚型心肌病、致心律失常性右室心肌病等）、心脏瓣膜病、先天性心脏病、二尖瓣脱垂综合征、美洲锥虫病（Chagas病）、心肌炎，以及原发性或转移性心脏肿瘤等。

2. 无明显器质性心脏病的原发性心电异常或离子通道病

如Brugada综合征、先天性长QT综合征（LQTs）、短QT综合征等。

3. 引起室速的外界原因

包括：①药物和毒物的作用，如洋地黄过量、抗心律失常药物的致心律失常作用、拟交感药物、抗抑郁药和锑剂中毒等。②电解质和酸碱平衡失调等，如低钾血症、高钾血症、低镁血症和酸中毒等。③其他，如心脏外科手术、造影或心导管刺激等也可引起室速。

（三）分类

1. 非持续性室速

非持续性室速（non-sustained ventricular tachycardia，NSVT）指连续3个及3个以上的室性心律，频率＞100次/分，持续时间＜30秒，能够自行终止，且不会引起明显的血流动力学改变。

2. 持续性单形性室速

单形性室速持续时间≥30秒，或持续时间虽＜30秒但室速发作时伴随血流动力学障碍需早期进行干预者称为持续性单形性室速（sustained monomorphic ventricular tachycardia，SMVT）。SMVT大多发生于结构性心脏病患者，但也可见于目前的诊断技术尚不能发现的心脏病患者，后者称之为特发性室速（idiopathic ventricular tachycardia，IVT）。

3. 持续性多形性室速

持续性多形性室速（polymorphic ventricular tachycardia，PMVT）指QRS波形态可清楚识别但连续发生变化、频率＞100次/分，持续时间≥30秒，或虽然＜30秒但患者血流动力学不稳定需立即终止的室性心律失常。PMVT易蜕变为室扑或室颤。

（四）临床表现

室性心动过速的临床表现与室性心动过速发作时的心室率、持续时间、基础心脏病和心功能状态有关。少数室速可无症状，尤其是无器质性心脏病的患者，可于体检或心电图检查时偶然发现。多数室速可引起心排血量减少和低血压症状，常见主诉为心悸、头晕、眩晕、视觉障碍和精神改变（如焦虑等），有缺血性心脏病的患者可引起胸闷和胸痛。室速持续时间长，可能诱发或加重心力衰竭，出现相应的症状和体征。如室速发作时不能维持血压，可能导致循环衰竭和休克，严重者可引起先兆晕厥、晕厥，甚至猝死。

（五）治疗

1. 治疗原则

（1）立即终止室速的发作。多数室速伴发于器质性心脏病，室速发作后患者出现明显的临床症状，且有可能发生心脏性猝死或诱发充血性心力衰竭。终止血流动力学改变、稳定室速以抗心律失常药物治疗为主，部分患者需电复律，少数经抗心律失常药物和电复律治疗无效的无休止室速需经射频导管消融。

（2）尽力消除诱发室速的诱因和病因，如纠正低血钾、积极治疗心肌缺血（如血运重建）和心功能不全等。

（3）预防室速复发包括抗心律失常药物、经导管消融治疗等。

（4）预防心脏性猝死。器质性室速患者的心脏性猝死发生率明显增高，选择室速的治疗措施时应尽量选择能降低心脏性猝死发生率的措施，尤其是长期治疗时更要充分考虑。

2. 室速的急诊治疗

（1）对于血流动力学不稳定的室速患者须立即电复律或电除颤。

（2）对于血流动力学稳定的室速可根据具体类型及心电图表现选择药物转复。①特发性左室分支性室速可静脉注射维拉帕米、普罗帕酮、胺碘酮。②特发性心室流出道室速可选β受体阻滞剂或钙通道阻滞剂、普罗帕酮、胺碘酮。③器质性室速可静注普罗卡因胺或胺碘酮。④在器质性血流动力学稳定室速治疗中，时刻观察患者的血流动力学状态，如果不稳定或抗心律失常药物不能及时终止室速，应及时直流电复律。⑤如电复律无效，可在静脉应用胺碘酮等抗心律失常药物后，重复电复律治疗。⑥急性心肌缺血或心肌梗死所致多形性室速，静脉注射β受体阻滞剂或胺碘酮，同时纠正低血钾、心功能不全，尽早进行冠状动脉血运重建。⑦对于先天性QT间期延长的扭转性室速主要应用大剂量β受体阻滞剂预防复发，治疗扭转型室速可使用硫酸镁。

3. 室速的长期治疗

（1）药物治疗。器质性室速药物治疗应注意：①对于无症状非持续性室速，不主张积极抗心律失常药物治疗，可加用β受体阻滞剂或α、β受体阻滞剂。②器质性持续性室速药物治疗以胺碘酮为主，与β受体阻滞剂合用可能更好。

（2）植入型心律转复除颤仪（ICD）治疗。ICD治疗在室速/室颤的治疗中具有重要的价值，不仅能立即有效地终止室速/室颤发作，而且是迄今降低心脏性猝死发生率最有效的手段。

（3）射频导管消融治疗。目前射频导管消融可根治绝大多数特发性室速。对于器质性室速的射频导管消融也取得了很大进展。

（六）护理措施

1. 一般护理

（1）指导患者生活规律，保持病房安静，保证睡眠。清淡饮食，少油少盐，不要暴饮暴食，食物富含纤维素，防止便秘。避免吸烟、饮酒、喝咖啡和浓茶等，保持情绪稳定，避开可造成情绪紧张、兴奋的环境。

（2）遵医嘱予患者持续床旁心电监护，根据情况给予氧气吸入。严密观察患者心律及生命体征变化，发现频发、多源性、成对的或呈R-on-T现象的室性期前收缩应立即通知医生。注意心电监护电极避开心电图及电除颤位置。提前建立静脉通路，备好除颤仪、抢救车，以及抢救药品。

（3）如有需要配合医生行电复律。安抚患者情绪，指导配合。告知患者禁食水，摘除金属饰品，遵医嘱予镇静药物及液体输注，复律后清洁皮肤，清洁电极板及除颤仪，并做好护理记录。

（4）注意电解质平衡，尤其应注意血清钾的测定，血清钾＜4.0mmol/L时及时给予补钾治疗。

（5）关注患者心理状况，及时予患者行疾病相关宣教，减轻患者焦虑不安情绪。

2. 药物护理

（1）了解常用抗心律失常药物的适应证及不良反应，遵医嘱给予患者药物治疗，同时观察用药后患者反应，严密监测用药后患者脉率、心率、心律及血压变化，及时发现因用药而引起新的心律失常或药物中毒。

（2）常用药物的不良反应为观察重点。①普罗帕酮（心律平、悦复隆）不良反应常见眩晕、味觉障碍、视物模糊、胃肠道不适。②胺碘酮（可达龙）不良反应为肺纤维化、转氨酶升高、光过敏、甲亢或甲减，外周静脉使用易导致静脉炎。使用时观察患者心率、血压变化，静脉使用时做好血管保护，尽量选择中心静脉给药，如选用外周血管选择粗直、弹性好、易固定、易观察血管，在穿刺上方预防性使用水胶体敷料外贴。每班严密观察留置针回血，穿刺处血管有无红肿、疼痛等静脉炎表现。如出现静脉炎立即拔除留置针，局部外涂喜辽妥治疗。③β受体阻滞剂（艾司洛尔）不良反应常见血管刺激性及低血压。静脉使用时注意保护血管，具体做法同胺碘酮。

3. 心脏导管射频消融护理

具体参照第四章第一节的心脏导管射频消融护理。

4. ICD植入护理

（1）植入前对患者行相关操作宣教，解除患者疑虑，指导如何配合操作。

（2）给予患者操作部位及腋下备皮，将胸前皮肤擦拭干净，注意心电监护电极尽量避开左侧锁骨下静脉位置，如左侧锁骨下静脉位置有粘胶应使用除胶剂清理干净，以免影响消毒效果。

（3）指导患者练习床上大小便。

（4）术前及术后遵医嘱予预防性静脉抗感染治疗。

（5）植入ICD后保持患者伤口处敷料清洁干燥、紧密粘贴，严密观察伤口处是否渗血、穿刺部位周围有无发红、肿胀。

（6）术后通常需要平卧12～24小时，术侧肩部制动12～24小时。

（7）卧床期间指导患者做足部踝泵运动，预防静脉血栓。卧床期间鼓励患者多做术侧肘关节活动，反复握拳动作，促进上肢血液回流。

（8）下地活动前三部曲，即坐起、站立、行走，预防体位性低血压。

（9）术后第二天起搏器换药后开始鼓励患者尽早开始术侧肩关节适度活动，但应避免大幅活动，如梳头。术后3个月内逐渐加大起搏器侧上肢的运动幅度。术后6个月，可以恢复正常活动，注意保护起搏器部位，避免外力撞击。

（10）告知患者当出现ICD报警（声音或振动），或感觉发生电击事件后及时来院就诊。

（11）术后并发症如血、气胸，以及感染，一旦发现，立即通知医生。

～ 第四节　心房颤动

（一）概念

心房颤动（atrial fibrillation，AF）简称"房颤"，是一种心房兴奋频率达350～600次/分的快速性心律失常。是临床中最常见的快速性心律失常之一，约占所有住院心律失常的1/3。房颤并非是一种良性心律失常，它几乎见于所有的器质性心脏病，在非器质性心脏病也可发生。房颤可引起严重的并发症，如心力衰竭（心衰）和动脉栓塞，严重威胁人类健康。

（二）病因

1. 房颤的急性病因

房颤与某些急性、暂时性原因有关，包括饮酒、外科手术（特别是心胸外科手术）、电击、急性心肌梗死、心肌炎、心包炎、肺部疾病、甲亢，以及其他代谢紊乱，去除这些可逆性的因素或随着急性疾病好转或痊愈，房颤可能不再出现。房颤也可以伴随其他快速性心律失常出现，如预激综合征、房扑、房室结折返性心动过速等疾病发生，这些情况下治疗基础疾病十分重要，对这些疾病的治疗会在很大程度上减少房颤的发生和复发。

2. 器质性心脏病引起的房颤

几乎所有器质性心脏病均可以引起房颤，其中包括瓣膜性心脏病、冠心病、心衰，以及高血压，特别是伴有左心室肥厚时。此外，房颤也常发生于伴有肥厚型心肌病、扩张型心肌病、限制型心肌病、缩窄性心包炎、先天性心脏病、心脏肿瘤等患者中。

3. **其他系统疾病引起的房颤**

慢性支气管炎、慢性阻塞性肺疾病及肺动脉高压等呼吸系统疾病会引起房颤。此外，内分泌失调如肥胖、甲亢等也可以导致房颤。

4. **孤立性房颤**

部分阵发性房颤，甚至持续性房颤发生于没有明确的基础疾病的患者。这部分人群中以年轻人多见。这种房颤被称为孤立性房颤，其机制尚不明确。房颤也可作为一个孤立性心律失常发生于无基础疾病的老年患者，尽管患者无相关心血管疾病，但随着年龄增长所带来的心肌结构和功能的改变，如心肌纤维化、心脏僵硬度增加，可能与房颤的发生有关。

5. **家族性房颤**

父母患房颤的患者，子女发生房颤的可能性会增加，说明房颤有家族易感性。家族性房颤应和继发于其他遗传性疾病的房颤相鉴别，尽管目前已有较多家族性房颤异常基因的发现，但其具体分子生物学缺陷尚不清楚。

6. **自主神经介导的房颤**

自主神经在房颤发生和发展中起着重要的作用，自主神经系统通过提高迷走神经或交感神经张力触发易感患者发生房颤。根据触发类型，可分为迷走型房颤和交感型房颤。一般迷走神经介导的房颤更为常见，常发生在夜间或餐后，而交感神经兴奋诱导的房颤常发生在白天或有器质性心脏病的患者。

（三）分类

根据房颤的发作频率和持续时间，房颤可分为阵发性房颤（paroxysmal AF）、持续性房颤（persistent AF）、长程持续性房颤（long-standing persistent AF）及永久性房颤

（permanent AF）四种类型。

1. 阵发性房颤

阵发性房颤（proxysmal AF）发作后于7天内通过药物或非药物方式转复，或自行转复为窦性心律的房颤。

2. 持续性房颤

持续性房颤（persistent AF）持续时间＞7天的房颤。

3. 长程持续性房颤

长程持续性房颤（long-standing persistent AF）持续时间≥1年。

4. 永久性房颤

永久性房颤（permanent AF）医生和患者共同决定放弃恢复或维持窦性心律的一种类型，反映了患者和医生对于房颤的治疗态度，而非房颤自身的病理生理特征，如重新考虑节律控制，则按照长程持续性房颤处理。

（四）临床表现

房颤的临床表现多种多样。轻者可完全无症状，一些患者在体检中无意发现。一般而言，阵发性房颤易被患者感知，而持续性房颤、心室律比较规整、心率接近正常范围的患者可无明显感觉和不适。多数房颤患者生活质量较差，常见症状包括疲乏、胸闷、气短（活动时明显）、心悸、呼吸困难、头晕、胸痛、睡眠困难，甚至伴有不同程度社会心理障碍。

（五）治疗

1. 复律的药物

临床常用于转复房颤的药物有胺碘酮、普罗帕酮、多非利特和依布利特等。

2. 复律后维持窦性心律的药物

临床常用于维持窦律的药物有胺碘酮、多非利特、普鲁帕酮、β受体阻滞剂、索他洛尔及决奈达隆等。在用药前和用药后1～3天应常规行心电图检查，注意PR间期、QT间期和QRS时限变化，及时发现潜在的抗心律失常药物的致心律失常作用。在维持窦性心律的治疗中选择抗心律失常药物时，应依据患者基础心脏疾病、心功能状态和左心室肥大程度来决定。

3. 控制心室率的药物

（1）β受体阻滞剂：静脉用美托洛尔或艾司洛尔等β受体阻滞剂可快速控制房颤心室率，对交感神经活性高者效果更好。

（2）非二氢吡啶类钙拮抗剂：维拉帕米和地尔硫草静脉注射均能够有效控制心室率，药物作用时间短，需要持续静脉滴注。

（3）地高辛。

（4）胺碘酮。

4. 抗凝药物

（1）华法林疗效确切，但需要定期监测抗凝强度——国际标准化比值（international normalization ratio，INR）。

（2）新型口服抗凝药物的出现是抗凝治疗的重要进展。随机对照研究提示，新型口服抗凝药物预防房颤卒中的有效性不次于甚至优于华法林，出血的风险尤其是颅内出血等致命性出血的风险小于华法林。因此，近年来新型口服抗凝药物在房颤抗凝治疗中的地位不断提高。2020年ESC房颤管理指南建议，对于所有需要抗凝治疗的房颤患者，如果可以服用新型口服抗凝药物应优先选用。新型口服抗凝药物包括达比加群酯（dabigatran）、利伐沙班（rivaroxaban）、阿哌沙班（apixaban）和艾多沙班（edoxaban）。新型口服抗凝药物治疗过程中无须常规监测凝血功能，便于患者长期应用。

5. 心房颤动的导管消融治疗

导管消融术已经成为一种治疗房颤的重要方法。这种微创的手术方式旨在通过特定的导管将射频能量送至心脏内的特定部位,以破坏导致房颤的异常电信号传导路径,从而达到治疗房颤的目的。

6. 心房颤动的电复律

心房颤动的电复律也称为心脏电复律或电除颤,是利用心脏起搏器或除颤仪发出的电刺激来恢复窦性心律的过程。在快速性心律失常时,通过外加的高能量脉冲,使电流通过心脏,全部或大部分心肌细胞在瞬间同时除极,造成心脏短暂的电活动停止。随后,由最高自律性的起搏点(通常为窦房结)重新主导心脏节律。对于心房颤动,电复律的主要指征包括当血流动力学障碍或症状严重,但药物治疗未能奏效时,需尽快进行电复律;另外,即使无明显血流动力学障碍,但为改善心功能和缓解症状,也可以选择择期复律并维持窦性心律。

7. 外科手术治疗

对存在于心外膜的移位起搏点可通过外科心外膜线性消融破坏异常电信号传导路径,达到治疗房颤的目的。

(六)护理

1. 一般护理

(1)指导患者生活规律,保持病房安静,保证睡眠。给予患者清淡饮食,少油少盐,不要暴饮暴食。食物富含纤维素,防止便秘。避免吸烟、饮酒、喝咖啡和浓茶等,保持情绪稳定,避开可造成情绪紧张、兴奋的环境。

(2)严密观察患者心律、心率、血压、心电图等的变化。观察患者有无心悸、乏力、头晕等不适。

(3)出现严重心律失常时遵医嘱予患者持续床旁心电监

护，根据情况给予鼻导管氧气吸入。注意心电监护电极避开心电图及电除颤位置。提前建立静脉通路，备好除颤仪、抢救车，以及抢救药品。

（4）如有需要配合医生行电复律。安抚患者情绪，指导配合。告知患者禁食水。摘除金属饰品，遵医嘱予镇静药物及液体输注，复律后清洁皮肤，清洁电极板及除颤仪，并做好护理记录。

（5）指导患者避免长期卧床，严密观察患者有无肢体偏瘫、言语障碍、呼吸困难、胸痛、下肢疼痛、肿胀等血栓栓塞表现。

（6）注意电解质平衡，尤其应注意血清钾的测定，血清钾＜4.0mmol/L时及时给予补钾治疗。

（7）关注患者心理状况，加强心理疏导，减轻患者焦虑不安情绪。

（8）指导患者及家属测量脉搏的方法，以便于自我监测病情。给予患者健康指导，包括健康的生活方式，戒烟酒，避免浓茶、咖啡，保持稳定情绪，劳逸结合。

2. 药物护理

（1）使用伊布利特药物转复时，给予患者床旁心电监护，床旁备抢救车、除颤仪。准确抽取药物，严格按照医嘱10～20分钟缓慢静脉推注。药物转复的过程中需有医生和护士全程在患者身旁，医护严密观察患者心律及心率变化，心律失常停止后，立即停药，继续心电监护至少5小时。约有4%的概率发生尖端扭转型室性心动过速，需严密观察。

（2）因患者使用抗凝药，指导患者观察有无出血现象，如出现皮肤、黏膜、牙龈出血及便血等表现，如有应立即通知医生给予处理。口服华法林的患者定期复查INR在2.0～3.0。

（3）了解常用抗心律失常药物的适应证及不良反应，遵医嘱给予患者药物治疗，同时观察用药后患者反应，严密监测用药后患者脉率、心率、心律及血压变化，及时发现因用药而引起新的心律失常或药物中毒。

（4）用药后应重点观察药物的不良反应，以下为常用药的不良反应：①普罗帕酮（心律平、悦复隆）不良反应常见眩晕、味觉障碍、视物模糊、胃肠道不适。②胺碘酮（可达龙）不良反应为肺纤维化、转氨酶升高、光过敏、甲亢或甲减，外周静脉使用易导致静脉炎。使用时观察患者心率、血压变化，静脉使用时做好血管保护，尽量选择中心静脉给药，如选用外周血管应选择粗直、弹性好、易固定、易观察的血管，在穿刺上方预防性使用水胶体敷料外贴。每班严密观察留置针回血，穿刺处血管有无红肿、疼痛等静脉炎表现。如出现静脉炎立即拔除留置针，局部外涂喜辽妥治疗。③洋地黄（地高辛、西地兰）给药前评估心率并询问患者，若出现心率<60次/分、恶心、呕吐、心悸、视物模糊或有黄绿视时不能给药，遵医嘱监测地高辛浓度维持在 $0.5 \sim 0.9\mu g/L$。

3. 心脏导管射频消融护理

（1）术前对患者行相关操作宣教，解除患者疑虑，指导如何配合操作。

（2）给予患者操作部位备皮，减少感染。

（3）指导患者练习床上大小便。

（4）房颤导管消融一般采用全麻，术前禁食水8小时。

（5）如服用抗心律失常药物及抗凝药，在术前遵医嘱停止服用此类药物。

（6）术后保持患者穿刺部位敷料清洁干燥、紧密粘贴，严密观察是否出现渗血、穿刺部位周围肿胀。

（7）术后定时巡视，测量生命体征，观察心电图变化。

（8）术后协助患者取平卧位，根据手术穿刺部位遵医嘱确定术肢制动及拆除绷带下地时间。

（9）卧床期间指导患者做术肢足部踝泵运动，预防静脉血栓。

（10）下地活动前三部曲，即坐起、站立、行走，预防体位性低血压。

（11）全麻术后4～6小时后可进食水。

（12）术后饮食以流质和半流质饮食为主，忌进食过热、过冷及过硬的食物，以防发生心房-食管瘘。

（13）直至1个月左右食管黏膜恢复，方可逐步恢复普通饮食。

（14）术后并发症气胸、心脏压塞、心房-食管瘘、胃肠道反应，一旦发现，立即通知医生。

第五节 心房扑动

（一）概念

心房扑动（atrial flutter）简称"房扑"，是快速而规则的心房除极，是一种异常心脏节律，在心电图上表现为大小相等、频率快而规则（心房率一般在240～340次/分）。房扑是介于房速和房颤之间的快速性心律失常，是最常见的大折返性房速。

（二）病因

持续性房扑常发生于器质性心脏病，如心脏瓣膜病、高血压心脏病、冠心病、甲状腺功能亢进性心脏病、先天性心脏病（如房间隔缺损修补术后）、心肌病、肺源性心脏病等。阵发性房扑可发生于心脏结构正常的患者，或心脏外科手术后1周、饮酒过量的患者等。

（三）分类

心房扑动可分为典型房扑和非典型房扑。

1. 典型房扑

典型房扑是右心房大折返性心动过速，左心房被动兴奋，折返兴奋依赖于下腔静脉和三尖瓣环之间峡部的缓慢传导。

2. 非典型房扑

非典型房扑是指不依赖下腔静脉和三尖瓣环之间峡部缓慢传导的大折返性房性心动过速，折返环可位于左心房或右心房。在非典型房扑患者中器质性心脏病多见，心房一般有不同程度的增大。

（四）临床表现

房扑的临床表现取决于房扑持续时间和心室率快慢，以及是否存在器质性心脏病。

1. 房扑心室率不快时患者可表现为无症状，房扑伴极快的心室率可诱发心绞痛或心力衰竭。房扑往往不稳定，可进展为心房颤动，亦可恢复窦性心律。

2. 房扑频率快时常可引起血流动力学障碍，应积极处理。同心房颤动一样，房扑的患者心房内也有可能形成血栓，引起体循环栓塞。其栓塞的发生率与心房颤动相同。

（五）治疗

房扑的药物治疗方法与房颤相同，但由于房扑的心室率通常较房颤快，患者心悸症状明显，发生于绝大多数器质性心脏病或外科术后的患者，药物控制心室率效果不佳，通常采用节律控制策略。

1. 电复律

同步直流电复律能够迅速有效地恢复窦性心律，是最有效终止房扑的方法。如果一次不成功，可选用较高功率再复律一次。

2. 短效抗心律失常药物

伊布利特可静脉用转复房扑。60%～90%的房扑发作可通过伊布利特转复。不良反应是QT间期延长。

3. 钙通道阻滞剂

钙通道阻滞剂如维拉帕米或地尔硫草能有效减慢房扑的心室率，若无效或房扑发作频繁，可应用洋地黄制剂减慢心室率。普罗帕酮及胺碘酮对房扑转复及预防复发有一定疗效。

4. 房扑患者抗凝的适应证与房颤患者相同

除有禁忌证的患者外，所有房扑患者都应首选新型口服抗凝药（NOAC）进行抗凝治疗。对有2个或2个以上的出血危险因素（包括年龄≥75岁，高血压、心力衰竭、左室收缩功能受损和糖尿病）的患者，应充分评估身体的各项指标（年龄、肝肾功能等），遵医嘱制定个体化的抗凝治疗方案。

5. 房扑的导管射频消融治疗

具体参照第四章第一节的心脏导管射频消融护理。

第六节 预激综合征

（一）概念

预激综合征（沃-帕-怀综合征，WPW综合征）存在另外一条或多条房室旁路，导致心室提前兴奋，从而造成窦性心律下PR间期缩短及出现预激图形（具有delta波）称为心室预激，当患者合并相关的心动过速时，即为预激综合征。

旁路是指在正常的房室结-希氏束-浦肯野传导系统之外，连接心房或房室结与心室的异常肌束。绝大多数旁路跨越房室瓣环，称为房室旁路。

（二）病因

在人体胚胎时期，心房与心室的肌肉是相连的，随着心脏的发育，心内膜垫和房室沟阻滞逐渐形成中心纤维体及房室瓣环，仅保留房室结及希氏束保证心房、心室间电信号的传导。当胚胎期房室环发育不良，没有完全分割心房和心室肌，导致一个或多个跨过正常传导系统直接连接心房和心室肌的肌束。这样，构成了除房室结外异常的电学通道，即为房室旁路。

（三）分类

1. A型

δ波在V1～V6导联均向上，QRS波主波亦向上。V1导联多呈R、Rs、RSr型，V6导联呈R或Rs型。

2. B型

δ波在V1～V3导联为负或正向，QRS波以负向为主，V4～V6导联预激波向上，主波向上呈高R波。

（四）临床表现

不发生心动过速的预激综合征患者往往无特殊症状。并发心动过速时可出现阵发性心悸、胸闷等。有部分严重的患者可表现为意识丧失、晕厥甚至诱发室颤。

（五）治疗

1. 急诊处理

（1）如果患者血流动力学稳定，可通过刺激迷走神经反射终止心动过速。平卧位抬高下肢，可提高刺激迷走神经终止心动过速的有效性。

（2）患者血流动力学不稳定或药物转复和控制心动过速失败时，行同步直流电复律。能量选择为单向波100～200J，双向波50～100J，无效可增加电量。

（3）药物治疗：应用腺苷有诱发心房颤动的风险，预激伴心房颤动心室率快时可致血流动力学不稳定，因此预激综合征患者应用腺苷应谨慎，并准备好除颤器。应用维拉帕米、地尔硫䓬或普罗帕酮前，应排除心功能不全。若有心功能不全应使用胺碘酮或进行电复律。房颤合并预激时首选电复律。禁用作用于房室结的药物，如腺苷、非二氢吡啶类钙通道阻滞剂、β受体阻滞剂及洋地黄，这些药物延缓房室结传导。心房颤动合并预激时，静脉应用胺碘酮应慎重。

2. 射频消融治疗

具体内容参照第四章第一节的心脏导管射频消融护理。

〰 第七节　房室传导阻滞

一、一度房室传导阻滞（Ⅰ度AVB）

（一）概念

一度房室传导阻滞是指房室传导时间超过正常范围，但每个心房兴奋仍能传入心室。心电图上，PR间期达到或超过0.20秒，每个P波后均有QRS波。一度房室传导阻滞可见于正常人，有的PR间期可超过0.24秒。中青年人发病率为0.65%～1.1%，在50岁以上的正常人中可达1.3%左右。

（二）病因

一度房室传导阻滞是由于房室交界区的相对不应期延长，房室传导时间延长，但每一次心房兴奋均能传到心室。

1. 迷走神经张力增高，运动员多见。

2. 多种药物，如洋地黄、奎尼丁、钾盐、β受体阻滞剂、钙通道阻滞剂，以及中枢和周围交感神经阻滞剂（甲基多巴、可乐定）均可导致PR间期延长。

（三）临床表现

临床上不引起明显的症状和体征。如果出现一些临床症状和体征，多由原发病所引起。在心肌炎或其他心脏病患者听诊时，可发现响亮的第一心音在发生阻滞时突然减轻。临床表现多为原发疾病的症状和体征，需要依靠心电图来诊断。

（四）治疗

通常不产生血流动力学改变，对无症状、无低血压或窦性心动过缓者无须特殊处理，主要针对原发病因治疗；对心率较慢又有明显症状者可用阿托品或氨茶碱口服。

二、二度房室传导阻滞Ⅰ型和Ⅱ型（Ⅱ度AVB）

（一）概念

二度房室传导阻滞是兴奋自心房传至心室过程中有部分传导中断，即存在心室脱漏现象，可同时伴有房室传导延迟。二度房室传导阻滞分为文氏Ⅰ型和莫氏Ⅱ型，又称二度Ⅰ型和二度Ⅱ型房室传导阻滞。

（二）病因

1. 大多数二度Ⅰ型房室传导阻滞患者阻滞部位在房室结。其发生的电生理基础是房室传导阻滞的绝对不应期和相对不应期都延长，但绝对不应期延长较轻，而以相对不应期延长为主，通常预后良好，但也有少数可发展成为高度或三度房室传导阻滞。少数患者甚至发展为致命性室性心律失常。常见病因有以下几种。

（1）大多数见于具有正常房室传导功能的人，动态心电图发现，二度Ⅰ型房室传导阻滞与一度房室传导阻滞一样，可以发生在正常的青年人（尤其是运动员），而且多发生在夜间迷走神经张力增高时。

（2）很多药物可以延长房室结的不应期，如洋地黄类药物、β受体阻滞剂、钙通道阻滞剂及中枢和外周交感神经阻滞药物均可引起二度 I 型房室传导阻滞。

（3）在急性心肌梗死患者二度房室传导阻滞的发生率可达2%～10%。多见于下壁心肌梗死患者，且多数是由一度房室传导阻滞发展而来。通常是房室结功能异常所致。

2. 二度 II 型房室传导阻滞几乎全部发生在希氏束内及双侧束支水平（希氏束下），几乎都是病理性的。这种心律不稳定，可突然发生心脏停搏或进展为三度房室传导阻滞。其发生的电生理基础是房室传导阻滞的绝对不应期显著延长，而相对不应期基本正常。当绝对不应期的延长超过一个窦性周期时，引起下一个窦性或室上性兴奋，传导受阻而产生间歇性漏搏。常见病因有以下几种。

（1）药物作用：如洋地黄、奎尼丁、普罗帕酮、美托洛尔等，均可引起二度 II 型房室传导阻滞。

（2）电解质紊乱中高血钾可引起房室传导阻滞。

（3）冠心病、急性心肌梗死合并二度 II 型房室传导阻滞的发生率为1%～2%。多见于前壁心肌梗死患者，多在发病后72小时内出现，而阻滞部位则多在希氏束以下。

（三）临床表现

临床症状取决于传导阻滞的程度及心室率的快慢。阻滞程度轻，导致心室漏搏很少时，对血流动力学影响不大，可以无明显症状。当心室漏搏较多时，导致心率减慢至50次/分以下时可出现头晕、乏力甚至黑矇等心排血量降低的症状。二度 II 型房室传导阻滞，当心室率极慢时可诱发阿-斯综合征。

（四）治疗

1. 无症状的二度Ⅰ型房室传导阻滞，因阻滞的位置不同而不同。阻滞区位于房室结者通常无须治疗，但需定期随访。对于阻滞区位于希浦系统内的二度Ⅰ型房室传导阻滞，尽管无症状也应紧密观察。需积极治疗原发病，去除诱因，因为这种心律很不稳定，可以突然发生心脏停搏或发展为高度或三度房室传导阻滞，可考虑心脏起搏器治疗。

2. 有症状的特别是有晕厥史的二度Ⅰ型房室传导阻滞，不论阻滞的位置在哪都应积极治疗。

3. 急性心肌梗死时二度Ⅰ型房室传导阻滞，不常发生于前间壁心肌梗死。一旦发生表明是广泛的希氏束、浦肯野纤维损伤，易发展为高度房室传导阻滞。

4. 二度Ⅱ型房室传导阻滞可突然发生心脏停搏或进展为三度房室传导阻滞，可出现晕厥、心绞痛，严重者可出现阿-斯综合征等并发症，预后较差，永久起搏治疗是必要的。

5. 急性心肌梗死伴发的二度Ⅱ型房室传导阻滞经积极治疗，如急性期后或经介入等积极治疗原发病，房室传导阻滞仍不改善者，可以考虑永久性起搏器治疗。

三、三度房室传导阻滞（Ⅲ度AVB）

（一）概念

三度房室传导阻滞又称完全性房室传导阻滞，是由于房室传导系统某部分的传导能力异常降低，所有来自心房的兴奋都不能下传到心室，引起房室分离。三度房室传导阻滞是最高度的房室传导阻滞。阻滞区可位于房室结、希氏束或双侧束支系统内，典型心电图表现为完全性房室分离。心房率快于心室率，心室率缓慢而匀齐，通常在30～50次/分。先天性完全性房室传导阻滞时，一般心室率较快。

（二）病因

由于有病区域的细胞完全丧失了兴奋性，有效不应期占据了整个心动周期，所有来自心房的兴奋传递到这个部位时被阻而不能继续传递，为维持心室的收缩和排血功能，位于阻滞部位下方的自律性细胞便发出兴奋以保持心室搏动（逸搏性心律）。

1. 先天性因素

房室传导阻滞的部位通常在房室结，与先天性心脏病密切相关。

2. 后天性因素

下壁心肌梗死会损伤房室结，导致三度房室传导阻滞，一般在两周内可以恢复。前壁心肌梗死则造成心脏传导系统远端的损伤，这种损伤通常是广泛而持久的。

3. 药源性因素

药源性因素包括钙通道阻滞剂、β受体阻滞剂、奎尼丁、普鲁卡因、地高辛和三环类抗抑郁药等。

4. 退行性疾病

勒内格尔病（退行性硬化仅受累于传导系统）、列夫病（心脏纤维支架的钙化与硬化）线粒体疾病。

5. 感染性因素

莱姆螺旋体病（累及心内膜）、风湿热、美洲锥虫病、带状疱疹病毒感染等。

6. 类风湿性疾病

强直性脊柱炎、类风湿关节炎、硬皮病等。

7. 侵袭性疾病

淀粉样变、肿瘤、霍奇金病、多发性骨髓瘤。

8. 神经肌肉性疾病

强直性肌营养不良。

9. 代谢性因素

低血钾、甲状腺功能减退等。

10. 医源性因素

复杂的主动脉瓣手术、房室结慢径或快径的消融治疗等。

（三）临床表现

因为心排血量明显减少，会出现晕厥前症状，心悸、心绞痛、黑矇等，严重者可出现阿-斯综合征甚至猝死。

（四）治疗

1. 消除诱因，治疗原发病，停用可以导致心动过缓或传导阻滞的药物。

2. 心室率慢伴有明显症状或血流动力学障碍，甚至阿-斯综合征发作者，应给予心脏起搏器治疗。

3. 阿托品、异丙肾上腺素仅适用于无心脏起搏条件的应急情况。

〰 第八节　病窦综合征

（一）概念

病态窦房结综合征（sick sinus syndrome，SSS）是由于窦房结或其周围组织功能障碍导致窦房结兴奋形成障碍，或窦房结至心房兴奋传导障碍而引起的严重窦性心动过缓、窦性停搏和/或窦房传导阻滞，致使重要器官供血不足的临床综合征。

（二）病因

1. 病态窦房结综合征多为窦房结不明原因的硬化性病变引起。例如，特发性传导系统纤维化、退行性变等，各种器质性心脏病如心肌病、风湿性心脏病、冠心病尤其是心肌梗死后，各种原因的心肌炎症，如风湿性、病毒性心肌炎和其他感染。这些都是病态窦房结综合征的重要原因。

2. 迷走神经张力增高（常为夜间发生、非持续性）、某些药物影响（如洋地黄和各种抗心律失常药物）抑制窦房结功能，亦可导致窦房结功能障碍。

3. 其他因素：高血钾、尿毒症、甲状腺功能异常、心脏外科手术。

4. 损伤：导管消融术并发症。

（三）临床表现

1. 主要是因脑、心、肾等重要脏器血流灌注不足所引起，不适症状可发生于休息安静状态，但更多见于活动时。如果每搏量的增加可代偿因心率减慢所致的心排血量的降低，患者也可完全无症状。

2. 典型的症状表现为头晕、黑矇、晕厥，主要是因严重的心动过缓、心脏停搏或心动过速所引起。晕厥前多有先兆症状如头晕、心悸等，晕厥时间过长时可出现较长时间的意识丧失。

3. 更常见的是一些不典型的临床表现，而且间歇出现，多为暂时性心律失常所致，如阵发性心悸、乏力、劳累后呼吸困难、失眠、注意力不集中、记忆力下降等。如合并其他器质性心脏病时，可以充血性心力衰竭或肺水肿为首发症状。

4. 病态窦房结综合征患者体格检查多无异常，常见的体征为心动过缓。对有临床症状的老年患者，如伴有心动过缓，应高度警惕病态窦房结综合征的可能。

（四）治疗

1. 控制病因

停用对窦房结功能有抑制作用的药物可减轻或避免临床症状的加重。

2. 药物控制

提高心率的药物常缺乏长期有效的治疗作用，短时间应用可适当提高心率，为心脏起搏治疗争取时间，可选择M受体阻滞剂（阿托品、山莨菪碱）或β受体激动剂（异丙肾上腺素）。

3. 心脏起搏治疗

药物治疗无效、症状发作严重（如晕厥等），宜选择心脏起搏治疗。

〰 第九节 常见心律失常的症状及护理

一、心悸

这是心律失常最常见的症状。是指自觉心率异常或心跳节律不正常的一种不适症状。人们感到心悸时心脏活动的频率可能增快，也可能减慢或正常，节律可能规则或不规则。

发生的机制目前尚不十分明确。一般认为与心动过速、每次心排血量大和心律失常有关。如在心率加快时，舒张期缩短，心室充盈不足，当心室收缩时，心室肌与心瓣膜的紧张度突然增加，可引起心搏增强而感心悸；心律不齐如期前收缩，在一个较长的代偿间期之后的一次心室收缩，往往强而有力，此时也常使患者感到心悸。

心悸的发生也因个人的感受不同而有差异，神经敏感的人对轻度的心律失常或心动过速感到心悸、不适、焦虑，紧张，但有些存在严重心脏疾病，如慢性心房颤动的患者可因逐渐适应而无明显心悸。

患者要密切关注心悸发生的时间性质、程度及诱发缓解因素。医务人员应重点观察生命体征，尤其是心率、心律的变化。心悸明显的患者应避免左侧卧位，以防左侧卧位时感觉到心脏搏动而加重不适。器质性心脏病伴心功能不全患者应取半卧位，从而减少回心血量，减轻心脏负担。

饮食上应给予合理的营养，少量多餐，避免饱食。因饱食可诱发心律失常，加重心悸。避免摄入刺激性食物，如咖啡、浓茶。

为减轻患者的焦虑和不安，应耐心向其解释病情，对神经敏感的患者应多鼓励、多肯定，同时做好家属工作。

二、乏力

心律失常常会导致心脏泵血功能异常，以及身体组织缺血缺氧，因此会有乏力、活动无耐力等问题出现。

应保证患者充足的休息和睡眠，鼓励患者进行深呼吸、放松肌肉等，均衡饮食，确保摄入足够热量和营养，提高免疫力和耐力。给予富含纤维素的食物，以防便秘。活动无耐力会带来挫折感和焦虑，关心患者心理状态，提供必要心理支持和安慰。关注患者安全，避免因活动无耐力导致跌倒。

三、胸闷、心绞痛

这是心律失常最常见的症状。患者可能会感到心脏跳动明显加快或不规则。

发作时患者应停止原来的活动，卧床休息，以减少心肌的耗氧。行床旁心电图，遵医嘱及时用药，防止心室率过快或过慢。帮助患者避免或消除紧张情绪，以防止冠状动脉痉挛，加重心绞痛。

四、头晕、抽搐、晕厥

严重的心律失常会影响心脏的泵血功能，导致大脑供血不足。患者可能会出现头晕、黑矇甚至晕厥。发作抽搐、晕厥时，应保护患者安全，防止舌咬、坠床、呼吸道窒息等意外情况发生。

五、休克、心力衰竭

休克时应重点注意严密观察生命体征、尿量、皮肤等情况，注意保暖。心力衰竭时在医生指导下，可以使用利尿剂如呋塞米片、氢氯噻嗪片等，帮助排出体内多余水分，减轻心脏负担。使用β受体阻滞剂类药物如酒石酸美托洛尔片、富马酸比索洛尔片等，可改善心脏功能，缓解心力衰竭症状。对于呼吸困难症状较重的患者，可以给予鼻导管吸氧或面罩吸氧，以提高血氧饱和度，减轻组织缺氧状态。

六、猝死

心室节律出现异常，如突发室颤会导致患者有猝死的风险。告知患者卧床休息，减轻心肌耗氧。密切监测患者生命体征，给予心电、血氧、血压监护，及时发现危险征兆，准备抢救仪器及各种抗心律失常药物和其他抢救药品，做好抢救准备。

第五章
心律失常的治疗

第一节　心脏电复律

（一）作用机制

心脏电复律是指在严重快速性心律失常时，利用外加较强的脉冲电流，通过心脏，使各部分心肌细胞在瞬间同时除极，终止异位心律。自律性最高的窦房结重新主导心脏节律，使之转变为窦性心律。心脏电复律可分为两类：同步电复律和非同步电复律（即电除颤）。

（二）适应证

1. 新发生的房扑（同步电复律的最佳适应证）或房颤在去除诱因或使用抗心律失常药物后不能恢复窦性心律者。

2. 室上速，非洋地黄中毒引起，对迷走神经刺激或者抗心律失常常规治疗不起反应者。

3. 室速，对抗心律失常治疗无反应或者伴有血流动力学紊乱者。

（三）禁忌证

1. 洋地黄过量所致的心律失常：洋地黄可以使直流电所致的室性心动过速的阈值下降，电击后可引起心室纤颤等严重的心律失常。

2. 严重电解质紊乱，尤其是低钾血症，可使室颤阈值降低。

3. 伴有病窦或者高度房室传导阻滞。

4. 甲亢引起的心律失常，原发病尚未控制或者伴有急性感染。

5. 近期有栓塞史：电击后可能有栓子脱落形成血栓。

6. 风湿活动，明显心衰者。

（四）操作方法

1. 患者平卧位，充分暴露胸壁，左臂充分外展。

2. 去除金属饰品，并予心电血氧血压监护，操作前做心电图以备对照。

3. 开通静脉通道，吸氧5～15分钟。

4. 设定除颤仪为同步模式，均匀涂抹导电糊，STERNUM电极板放置于患者右锁骨中线第2肋间，APEX电极板放置于患者左腋中线第5肋间，遵医嘱调节能量。

5. 静脉缓慢注射镇静剂，患者报数至意识模糊，睫毛反射消失即可进行电复律。

（五）护理配合

1. 所有医护人员均应当接受急救技术的培训。

2. 在电复律现场由最有权威的医生负责指挥，并下医嘱。

3. 操作上不分医生护士，但通常应当由操作最熟练的人员进行操作。

4. 患者电复律后若发生恶性心律失常应快速建立深静脉通道和气道。

5. 抢救时应严格按照医嘱给予抗心律失常药物。具体见表5-2。

表5-2　电复律抢救常用药物及注意事项

常用药物	使用方法及注意事项
胺碘酮	可致肺纤维化、胃肠道反应、心动过缓房室传导阻滞或因Q-T间期过度延长而致尖端扭转型室速。紧急处理时，150～300mg，分1～2次缓慢静脉推注/泵入，首次不少于10分钟，推注过程中注意心电图变化，心律失常终止后即终止推注，可以持续静脉泵入，每小时60～100mg，用5%葡萄糖注射液配制输液，最好选择深静脉输注，防止静脉炎的发生
异丙肾上腺素	心率低于40次/分时，可用1mg溶于5%葡萄糖溶液500ml缓慢静滴，输液滴速根据患者心率调节或泵入
利多卡因	可致传导阻滞、眩晕、感觉异常、意识模糊、谵妄、昏迷、抽搐和呼吸抑制，静脉注射不可过快、过量，按照1～2mg/kg体重静脉注射/泵入，每小时用量小于400mg
阿托品	抗心律失常，注意观察心率变化。成人静脉注射0.5～1mg，按需可1～2小时一次，最大量为2mg

6. 准备所有可能使用的抢救器材。

（六）术后护理措施

1. 密切观察临床表现，复率后及时观察心电监护变化，注意心率、心律、血压、呼吸、瞳孔、皮肤和肢体活动的情形。

2. 及时发现电复律的并发症，如心律失常、心肌损伤、皮肤灼伤、血栓、急性肺水肿等，并协助医生给予处置。

3. 必要时给予患者2～4L/min氧气吸入。

4. 用药护理：严格按照医嘱正确使用抗心律失常的药

物，静注时速度宜慢，注意药物的不良反应。

5. 对于严重心律失常患者应放置静脉导管，床旁备抢救车、抗心律失常药物、除颤器等。

6. 心理护理：针对家属和患者的心理问题，向患者做解释工作，使患者心情愉快、情绪稳定，消除其思想顾虑和悲观情绪，取得理解和配合。

第二节 射频消融术

一、概述

（一）射频消融术的原理

射频消融术是在心内电生理检查的基础上，通过电极导管释放射频电能（低电压高频电能：30kHz ～ 1.5MHz），在导管头端与局部的心肌内膜之间将电能转化为热能，达到一定温度（46 ～ 90℃），使特定的局部心肌细胞脱水、变形、坏死，自律性和传导性能均发生改变，使心律失常得到根治。

（二）射频消融术的适应证及禁忌证

1. 适应证

（1）预激综合征或隐匿旁路相关的房室折返性心动过速。

（2）房室结折返性心动过速。

（3）房性心动过速。

（4）房扑。

（5）房颤，包括根治性消融，或房室结消融后植入起搏器。

（6）频发室性异位起搏，伴难治性症状或导致心肌病。

（7）特发性或结构性心脏病相关室性心动过速，特别是合并ICD反复放电时。

（8）持续、频发或无休止性心动过速伴心动过速型心肌病。

（9）极少数多形性室速和室颤患者的触发性室早。

2. 禁忌证

（1）不稳定型心绞痛。

（2）菌血症或败血症。

（3）非心律失常导致的急性失代偿性充血性心力衰竭。

（4）有出血倾向，现有出血性疾病。

（5）急性下肢静脉血栓形成。

（6）心脏内肿块或血栓形成。

二、射频消融术术前准备

（一）心理护理

术前向患者及家属介绍手术的方法和意义、手术的必要性和安全性，解除思想顾虑和精神紧张，必要时手术前晚遵医嘱给予口服镇静药，保证充足的睡眠。

（二）术前评估

1. 详尽的病史评估和体格检查，动态心电图监测，以及回顾心电图记录，包括基线和心动过速时的。

2. 完成必要的实验室检查（血、尿常规，血型，出凝血时间，电解质，肝、肾功能）、胸部X线检查等。

3. 行经胸壁超声心动图评估结构性心脏病。

4. 如有运动诱发的心律失常史，则行运动负荷试验。

5. 冠心病患者应先行心导管检查及冠脉造影，并评估心室功能。

6. 房颤消融者术前行食管超声等检查确认心房内无血栓方可手术。

（三）术前准备

1. 大多数患者应建议在检查日之前停用抗心律失常药物5个半衰期，症状严重者可以继续使用。

2. 行双侧腹股沟及会阴部或上肢、锁骨下静脉穿刺术区备皮及清洁皮肤。

3. 穿刺股动脉者检查双侧足背动脉搏动情况并标记，以便术中、术后对照观察。

4. 除用少量水服药外，患者在检查当日禁食。全麻射频消融术患者需禁食水、禁服药。

5. 患者术前进行床上排尿训练。

6. 在患者左上臂建立静脉通路。

7. 患者衣着舒适，术前排空膀胱。

8. 术前摘除活动性义齿及金属配饰。

三、射频消融术术后护理

（一）射频消融术的术后护理

1. 患者术后回到病房，医生及护士将患者由平车安全、平稳平移至病床上，予患者取平卧位，保证舒适、温暖。予患者复查心电图。

2. 严密观察患者心率、心律、血压等的变化，观察有无心律失常复发、房室传导阻滞、反射性迷走神经兴奋、心脏压塞等并发症的发生。

3. 严密观察患者临床症状，有无心悸、胸闷、胸痛、头晕、气急等症状发生，以便及时发现异常，采取有效措施。

4. 严密观察穿刺伤口有无渗血、血肿和足背动脉搏动情况。向患者说明术肢制动的时间及注意事项，避免过早活动、术肢弯曲等，避免出血事件发生。

5. 患者术后需卧床休息6～12小时，做好生活护理。在术肢制动和卧床期间，指导患者术肢踝泵运动，防止下肢静脉血栓发生。

6. 部分患者术后出现明显胸痛，做好心理疏导的同时，遵医嘱合理应用镇痛剂缓解疼痛。

7. 对术后应用抗凝药物治疗的患者，须密切观察是否有牙龈出血、皮下瘀斑、黑便、尿色加深等出血倾向。

（二）房颤射频消融术的术后护理

房颤患者射频消融术后护理基于其他疾病射频消融护理之外，还需要注意以下几点。

1. 用药指导

（1）房颤术后患者需继续服用抗心律失常药物。常用的药物有胺碘酮、普罗帕酮、美托洛尔等。根据病情需服用3个月左右。此后医生会根据患者房颤消融术后反应决定是否继续使用抗心律失常药物。

（2）对于大多数房颤患者进行了射频消融术后，由于房颤患者在转复窦性心律后短时间内心房的收缩功能不能完全恢复，仍然有栓塞的可能，因此患者遵照医生要求继续服用3个月的抗凝药物，如选择华法林的患者需要定期抽血监测凝血功能（INR控制在2～3），如选择新型抗凝药物如利伐沙班或达比加群酯等，则不需要定期监测INR指标。服用抗凝药物期间，患者一定要监测身体是否有出血情况，如牙龈出血、皮下出现瘀点瘀斑、黑便等出血情况存在，如发现出血情况，需要立即停用抗凝药物，马上到医院复查。对于口服抗凝药物3个月而无房颤复发的患者，后期应由医生评估决定是否继续应用抗凝药物。

（3）术后服用抑酸护胃药物。很多房颤射频消融术后患者会口服抑酸护胃药物，房颤射频消融需要左心房内壁进行多部位消融，包括肺静脉隔离，而食管就在左心房后面，与其毗邻，在射频消融过程中有可能会对其造成热损伤。为对食管进行保护，因此在射频消融术后，一般会服用4～6周的胃黏膜保护剂，同时嘱患者饮食宜清淡，不宜太过油腻。

（4）对于房颤患者而言，大多合并高血压、糖尿病等疾病，尽管射频消融可根治房颤，但仍需要积极控制其他并发症，积极应用药物治疗。

2. 饮食护理

由于左心房紧紧贴靠着食管，射频消融过程中有可能会对食管造成热损伤，且房颤消融前患者常规行经食管超声检查，有可能造成食管损伤。这种能量损伤可持续4周左右，但一般不超过6周，损伤严重可导致左心房食管瘘。因此患者在术后6周内应避免进食烫、硬、刺激性的食物减少食管的损伤。左心房-食管瘘发生罕见，一旦发生危险极大，治疗棘手且预后很差。

术后6周内正确饮食方法如下。

（1）第1周需温凉全流质饮食，流质饮食可选择米汤、南瓜汁、藕粉等，辅以各种蔬菜/水果汁、豆浆/牛奶等。

（2）第2周开始过渡到半流质饮食，半流质饮食如细面条、大米粥、麦片粥、蛋羹、鱼羹、酸奶、豆腐等；避免坚硬、热烫、刺激性的食物。

（3）第3周至第6周以软食为主，在术后6周之后才能恢复正常饮食。在饮食过程中观察有无吞咽不适等症状。

（三）房颤全麻射频消融术的术后护理

房颤射频消融术是通过股静脉穿刺放置标测和消融电极到达心房，通过射频消融方法消融房颤。传统上患者是在局麻下进行手术操作的。手术时间长达数小时，在心房后壁消融特别是靠近后纵隔时，部分患者有明显烧灼感。因此射频消融采用全身麻醉，可减少患者疼痛和焦虑。其耐受性佳，术中患者无位移，三维模型准确和导管位置较稳定。全身麻醉下进行房颤射频消融是安全、高效、舒适的。

全麻下房颤射频消融术后护理在房颤射频消融术后护理的基础上，还应注意以下几点：

1. 术后密切观察患者病情变化，关注患者神志情况及血压、心率、血氧饱和度、体温等生命体征。予心电监护和氧气吸入。

2. 保持呼吸道通畅。因全麻后即使患者清醒，残留的药物对机体的影响仍将持续一段时间，因此在药物未完全代谢之前，随时可出现循环、呼吸等方面的异常。

3. 患者术后4小时内继续禁食、禁水，避免术后误吸事件发生。如患者出现呕吐，取平卧位头偏向一侧，及时清理呕吐物及呼吸道梗阻物。术后4小时后，患者神志清醒，无恶心、呕吐不适，可协助患者少量饮水，观察有无呛咳情况发生。保留外周静脉通路，患者禁食水期间可遵医嘱予静脉补液。

四、常见并发症及护理

（一）射频消融术后并发症

1. 血栓栓塞：包括脑卒中、体循环栓塞、肺栓塞。
2. 心脏创伤：心肌穿孔、心脏压塞、心肌梗死、瓣膜损伤。

3. 血管通路并发症：出血、感染、血肿、血管损伤。

4. 新发心律失常。

5. 房颤导管消融术后的食管损伤。

6. 肺静脉狭窄导致的肺高压。

（二）常见并发症护理

1. 血栓栓塞

血栓栓塞是最棘手的并发症之一，以脑栓塞和肺栓塞常见。因此术后应严密观察患者的神志、呼吸和血气指标的变化。术前充分抗凝，常规行经食管超声检查排除左心房血栓。术后24小时患者生命体征平稳后，鼓励下床活动，以促进血液循环，防止下肢深静脉血栓形成。

2. 心脏压塞

心脏压塞是最重要、最危险的并发症之一。大多因为局部结构异常或导管操作不当导致冠状静脉窦损伤，左心房或左心耳穿孔造成心脏压塞。术后4小时内也是发生心脏压塞的危险期。患者表现为突发胸闷、气促、出冷汗、血压下降、心率增快、颈静脉怒张、烦躁不安，听诊心音遥远，心脏超声可以明确诊断。

术后护理要注意以下几点。

（1）密切观察患者，如出现血压降低、心率增快时立即报告医生，给氧、加快输液速度，协助医生予患者进行床边影像和心脏超声检查。

（2）协助医生行心包穿刺抽液，记录心包液量、性质和颜色，保持引流通畅。

（3）严密观察患者病情及生命体征，记录血压、心率、呼吸、血红蛋白、血氧饱和度等各项参数。

（4）针对出现心包积液的患者，应持续进行心电、血压等生命体征的监护，并给予补液支持，停止所有抗凝血治疗，若无心脏压塞表现，则继续保守治疗，观察24小时后若无症状加重可继续抗凝治疗；若出现心脏压塞一般需要进行心包穿刺或开胸探查等紧急处理，并密切观察患者的生命体征，治疗失败后需进一步处理，否则会威胁到患者的生命安全。

3. 出血、血肿

多由于术前、术中、术后应用抗凝药，患者本身凝血机制不良，血压过高，术后过早活动肢体等原因造成。

术后护理要注意以下几点。

（1）注意穿刺部位有无渗血，观察肢体颜色，以及温度，确保供血正常。

（2）术后术侧肢体需处于制动状态，护理人员可按摩其腰部肌肉，给予患者背部垫软枕以增加其卧床舒适感。

（3）病情允许下协助患者进行适量活动促进血液循环，以免出现腰酸、肌肉紧张、下肢麻木及下肢深静脉血栓等症状。

4. 医源性心律失常

部分患者术后数日至数月可发生新的快速性房性心律失常，如房性心动过速、心房扑动，多与左心房内消融线不完整导致房内折返有关。遵医嘱给予抗心律失常药物，及时复查心电图。对患者健康进行宣教，告知患者用药注意事项，保证休息时间与质量，不宜过度操劳与运动以预防和减少术后心律失常发作。

5. 心房-食管瘘

心房-食管瘘是极少见而且预后极差的并发症。表现为术后患者出现不明原因低血压、心悸、面色苍白、呕血、血压进行性下降甚至休克、猝死等。护理中应注意有无心房-食管瘘的可能性，密切观察生命体征，加强患者饮食宣教。如发生心房-食管瘘，尽早诊断，并采用食管内临时放置支架封堵瘘口，必要时进行外科手术治疗。

6. 肺静脉狭窄

与射频方法有关。表现为呼吸困难、咳嗽，轻者仅在劳累的时候出现，重者在静息时亦可出现，大多呈进行性加重。其他症状包括胸痛、咯血、低热、反复发作且抗生素治疗无效的肺部感染，以及胸腔积液等。可通过 TEE、MRI、CT 诊断，需持续抗凝治疗，严重者进行血管成形术或外科手术。

五、出院指导

（一）饮食指导

普通射频消融术后患者可以正常饮食，如果伴有高血压或血脂异常，则应改变不良的饮食习惯，养成低盐低脂的饮食习惯。平时不吃咸菜、酱菜、罐头、咸鱼等食物。每天最多吃一个水煮鸡蛋，以控制胆固醇的摄入。多吃新鲜水果、蔬菜、菌类等。房颤患者射频消融术后饮食应为软食及易消化饮食，禁酒，避免油炸、尖利、过烫食物，以免损伤食管。

（二）健康宣教

1. 出院后伤口局部保持干燥，在伤口完全愈合以前尽量避免沾水，如果伤口出现红、肿、疼痛、硬结等，应及时就医。

2. 术后 1～2 周即可进行相对正常的生活和工作，但应避免重体力劳动、抬重物、做深蹲等动作，预防伤口出血。术后 1～2 个月恢复完全正常的生活和工作。

3. 房颤射频消融术后患者出院后还应注意以下几点。

（1）按照医生嘱托出院后患者需继续服用胃黏膜保护剂、抗凝药和抗心律失常药物。所有药物均需遵医嘱服用，不可自行加量、减量或者停药。

（2）患者出院后的第1、3、6个月常规门诊随访。术后6个月内，如果有咯血、发热、胸痛、劳力性气促、卒中征象需到心内科复诊，复查胸部X线或胸部增强CT，排查肺静脉狭窄或食管瘘。

六、冷冻球囊导管消融术

（一）冷冻球囊导管消融术的原理

冷冻球囊导管消融（cryoballoon ablation，CBA）为近些年出现的新的消融方法，已成为实现肺静脉隔离（PVI）的标准方法之一。这种技术的核心原理是利用极低温度造成细胞结构破裂，导致细胞死亡，进而达到治疗效果。

2023版《心房颤动诊断和治疗中国指南》指出冷冻球囊导管消融应用于：症状性、药物不敏感的阵发性房颤患者、持续性和长程持续性房颤患者。高龄房颤患者（>75岁）与低龄患者的消融指征类似，且相比射频消融，由于CBA痛苦小、易于承受、手术时间短等优点，尤其适用于高龄房颤患者。合并心衰的房颤患者与不伴心衰患者的消融指征类似，且与冷盐水灌注射频导管消融相比，CBA进入患者体内的盐水量少，手术时间短，对心衰患者可能更有利。冷冻消融的潜在优势在于其微创性、准确性高、安全性高、恢复快、不损伤正常组织等多方面；如果轻微冷却即可达到预期效果，则施加更强的冷冻可产生永久性组织损伤。如果轻微冷却即产生不良反应或完全无效，则可以对组织复温而避免导致永久性损伤。

房颤冷冻球囊导管消融传统上患者是在局麻下进行手术

操作的。手术时间长达数小时，在心房后壁消融特别是靠近后纵隔时，部分患者有明显疼痛感。因此，许多患者有舒适化镇静麻醉的需求。经过临床实践证实，全身麻醉下进行房颤射频消融是安全、高效、舒适的。

（二）常见并发症及处理

1. 膈神经麻痹（PNP）

最常见并发症之一。严密观察患者是否有胸闷、活动后气促、呼吸困难、咳嗽、呃逆等临床症状，术中及早发现膈肌运动减低是预防膈神经损伤的有效方法。

2. 房室传导阻滞

房室传导阻滞是CBA术后并发的一种心律失常。冷冻球囊导管消融术对心肌的损伤是可逆的，因此，当发生房室传导阻滞时，如果立即停止消融，心肌细胞逐渐复温，大多数可恢复正常。

3. 血栓栓塞

罕见并发症之一，包括脑卒中、体循环栓塞、肺栓塞。术后动静脉栓塞可在术后早期（24小时内）出现，亦可发生在术后2周左右。因此，在护理中要严密监测患者下肢的皮温、腿围，倾听患者主诉，有无麻木、疼痛、肿胀等临床症状。此外，还可通过观察患者意识、肢体活动、神经系统检查情况判断脑血管事件发生的可能性，进行进一步实验室及辅助检查。

4. 外周血管操作相关并发症

包括穿刺处出血、感染、局部血肿、血管损伤、血管瘤形成。常规抗凝治疗导致患者机体处于低凝状态，因此，术后穿刺部位包扎极为重要，术侧肢体需严格制动6～8小时，告知患者在制动过程中间断进行足趾屈曲运动，以防静脉血栓形成。至少每小时巡视患者，观察穿刺部位有无血肿、渗血及敷料是否干燥。同时还要监测足背动脉搏动。

5. 心脏压塞

CBA术后并发心脏压塞概率极低，术中左心房内操作和房间隔穿刺不慎也会发生左心房或左心耳损伤导致心脏压塞。因此，术后除了监测患者血流动力学变化外，还要观察患者有无烦躁、呼吸困难、出冷汗等症状，一旦出现上述症状，及时行床旁心脏彩超，做好心包穿刺引流的准备。

6. 肺静脉狭窄（PVC）

常见并发症之一，尤其是在RFCA后，CBA技术的出现有助于减少这种与手术相关的并发症。术后密切观察患者有无呼吸困难、咳嗽、胸闷、胸痛等临床症状，定期行胸片检查，发现异常及时处理。

7. 心房-食管瘘（AEF）

AEF是与房颤消融相关的罕见并发症之一，其发生率约为0.01%，但其死亡率可达64%。术后患者出现面色苍白、心悸、血压下降、恶心、呕吐、呕血、发热、休克等症状时，应警惕AEF的发生。一旦患者出现呕吐，及时将头部偏向一侧避免误吸，清理口腔及呼吸道分泌物，必要时给予抑酸治疗。

8. 其他

支气管损伤、胃轻瘫。

▬ 第三节　心脏永久起搏器植入术

起搏器的起源可以追溯到1827年，此时人们发现有脉搏过缓而导致的晕厥，但当时并没有有效的治疗方法，经过百年的不断探索，1958年第一台植入型人工心脏起搏器成功实施，同年在X线透视下将第一根静脉导线放入右心室，开创了经静脉植入心内膜起搏导线的先例。我国在20世纪70年代也逐渐开展了起搏器的应用，在随后的40多年里，起搏器的发展日新月异，由最初的固定频率起搏器到按需型起搏器，再到频率适应性起搏器，标志着起搏器自动化时代的到来。如今经静脉方式植入硬币大小的无导线起搏器，可以说挽救了无数患者生命，极大地改善了患者的生活质量和预期寿命。本章将针对心脏永久起搏器的工作原理、类型、常见功能、适应证、手术前后准备及出院指导进行详细论述。其中在文中提到的起搏器代指心脏永久起搏器。

一、工作原理

脉冲发生器发放一定形式的脉冲电流，脉冲电流经导线传至电极与心肌接触而刺激心肌，引起心脏兴奋收缩，替代正常心脏起搏点，控制心脏按一定节律进行收缩舒张的方法称为人工心脏起搏。心脏起搏系统主要由三部分组成：脉冲发生器、电极导线、程控仪。

1. 脉冲发生器

一个可以在体内连续工作的精密电子仪器，物理特性要求小、轻、薄、功能多、寿命长、安全、可靠。具有复杂的计时周期、超速抑制起搏、自动转换起搏方式、储存信息、诊断、程控遥测等功能，由三个部分构成：①脉冲发生外壳：外壳由钛合金铸制，钛合金与组织相容性好，植入体内基本不会发生异物反应，亦铸造容易、密封严实、不受液体腐蚀、导电性能良好。②电池：密封在钛金属壳内，一般为锂电池，电池为电路工作提供能源，可不间断地持续供电8年以上。特点是能量密度高、可靠、体积小、寿命长 。③电路：起搏器的控制电子线路是脉冲发生器的心脏，是一个多功能程控起搏系统，能接收并分析起搏器工作的信息，并能依据患者自身的心电活动决定是否发放电信号。

2. 电极导线

连接起搏器和心脏的绝缘电线，它的功能主要是将脉冲发生器发放的脉冲经导线传到心脏，使心脏恢复跳动，同样也将心脏自身活动的信息反馈至起搏器内。

3. 程控仪

将预设参数传输到起搏器内，调整起搏器的各种参数，包括起搏方式、刺激电极、刺激位点、起搏频率、电压等。

二、心脏永久起搏器的类型

起搏器分类标准不同，分类方法也略有差异。

（一）按有无导线分类

可分为经静脉植入导线起搏器和无导线起搏器。

1. 经静脉植入导线起搏器

心脏起搏器是一种植入于体内的电子治疗仪器，通过脉冲发生器发放由电池提供能量的电脉冲，通过导线电极的传导，刺激电极所接触的心肌，使心脏兴奋和收缩，从而达到治疗由于某些心脏疾病所致的心脏功能障碍的目的。

2. 无导线起搏器

集脉冲发生器和起搏导线为一体的新型起搏器，以微缩胶囊的形式植入右心室，无须经静脉植入导线和制作囊袋，避免了经静脉植入导线起搏器的导线及囊袋相关的并发症。目前的无导线起搏器有单腔起搏和双腔起搏两种类型。

对于符合永久起搏适应证的患者，选择经静脉植入导线起搏器还是无导线起搏器，是非常关键的问题。经静脉植入导线起搏器的优点：①可以满足不同起搏适应证患者的需求；②除了常规右心室起搏外，还可以通过起搏传导系统，实现生理性起搏。无导线起搏器的优点：①由于避免了囊袋及导线相关并发症，因此并发症发生率显著降低；②对于无上腔静脉径路及反复起搏系统感染的患者，无导线起搏器是最好的选择；③不影响患者肢体活动及美观，明显提高患者的自信心和治疗体验。

（二）按电极导线植入的部位分类

分为单腔起搏器、双腔起搏器、三腔起搏器。

1. 单腔起搏器

只有一根电极植入右心室或右心房，根据病情需要对心室或心房进行单独起搏。

2. 双腔起搏器

植入两根电极，其导线分别放置在右心房和右心室，对心房和心室同时进行顺序起搏。

3. 三腔起搏器

在心脏的三个心腔内分别放置起搏电极，通过起搏电极来起搏心脏。三腔起搏器分成两种。

（1）双心房＋右心室起搏：这种三腔起搏除有原来双腔起搏的右心耳和右心室的两支电极导线外，还有一支左心房电极导线经右心房冠状静脉窦开口植入冠状静脉窦的中、远段，进行左心房起搏。右心耳与左心房电极导线经适配器连接后，进行双心房同步起搏，这种起搏方式可预防房间传导阻滞伴发的阵发性心房颤动。

（2）双心室＋右心房起搏：这种三腔起搏方式临床用于治疗顽固性充血性心力衰竭。左心室起搏电极经右心房冠状窦开口进入冠状脉窦后，再插入其心室分支进行左心室起搏，起搏左心室的电极导线是特殊设计的。右心室与左心室的电极导线可分别插入三腔心脏起搏器的右心室和左心室孔。双心室同步起搏可以减少心力衰竭患者的二尖瓣反流，恢复双心室的同步电和机械活动，改善患者的心功能。

（三）NBG编码

依据起搏器的功能设计和工作方式，北美心脏起搏与电生理学会（NASPE）和英国心脏起搏与电生理工作组（BPEG）共同编制了起搏器编码，又称NBG编码，统一了起搏器功能设计和工作方式的识别，采用5位编码注释。见表5-3。

表5-3　NBG编码

I 起搏心腔	II 感知心腔	III 感知后反应	IV 程控功能/频率应答	V 抗快速心律失常功能
V＝心室	V＝心室	T＝触发	P＝程控频率和/或输出	P＝抗心动过速起搏
A＝心房	A＝心房	I＝抑制	M＝多项参数程控	S＝电击
D＝双腔	D＝双腔	D＝T＋I	C＝通讯	D＝P＋S
O＝无	O＝无	O＝无	R＝频率适应	O＝无
			O＝无	

表5-3中 I ～ III 为起搏器的基本功能，即起搏、感知和感知后反应的三个功能，如VVI意为心室起搏心室感知抑制性起搏器。IV增加了频率适应功能，V增加了抗快速心律失常的两种工作方式，起搏方式和电击方式。如DDDRD意为房室全能型起搏器，具有频率适应功能，兼有抗心动过速起搏及电复律-除颤功能。但有时也能看到SS起搏器，是因为厂商有时会在第1和第2位采用"S"，代表起搏器仅能起搏单个心腔。一旦心脏永久起搏器植入并与心房或心室导线相连后，应在病历中将"S"改为"A"或"V"，表明发生起搏和感知的心腔。

三、心脏永久起搏器的常见功能

1. 感知功能

感知功能指起搏器识别心脏自身电活动的能力，起搏器通过位于心内膜的电极导线头端电极进行感知。具有感知功能的起搏器能够在感知自身心率后，调整起搏器的工作状态，如果感知到自身起搏后，就会抑制下一次起搏脉冲的发放，起搏脉冲不会竞争或干扰患者的自身心律。除了对适当的心房和心室心内电图做出反应外，永久性起搏系统必须能够将这些信号与其他一些干扰电信号进行区分，如舒张期电位、肌电信号和起搏刺激信号。

2. 夺获功能

起搏器通过心内膜的起搏电极发放足够的电能，使心脏除极而达到起搏的目的。这种来自脉冲发生器的电能引起的心脏除极称为"夺获"。起搏器输出脉冲在体表心电图表现为一条窄而垂直的线，称为"钉样信号"或"脉冲信号"，当脉冲信号后紧随QRS波时表明起搏器发放了起搏信号并引起了心室除极，也就是夺获了心室。如果在P波之前出现脉冲信号表明起搏器发放了起搏信号并引起了心房除极，也将认为是心房起搏。

3. 频率适应功能

起搏器通过传感器感知由于体力活动或精神应激所引起的生理变化，并模仿心脏对人体的代谢需要来调节起搏频率，从而满足正常的生理需要，提高生活质量。简单来说就是起搏器平时以自己的固有频率发放脉冲，当患者行走、运动、锻炼时，起搏频率会相应地增加，当患者休息时频率则会相应降低。目前常见的传感器是体动传感器（主要是加速器和压电晶体）和每分通气量传感器。

4. 抗心动过速起搏功能

抗心动过速起搏功能是一种通过发放比起搏器识别到的心动过速更快的频率起搏，以超速抑制终止心动过速发作的方法。具有治疗发放快、患者无痛苦、电池消耗少等优点，通常能有效地终止折返引起的心动过速，可应用于一些单形性室速。但是，抗心动过速起搏对于有些患者是无效的，甚至有加速室速或使之恶化为室颤的风险，需要有电转复或除颤作为后备治疗。

5. 自动模式转换功能

双腔起搏器患者发生快速性房性心律失常时，起搏器的心房感知器关闭，直至心房率恢复正常。关闭心房感知器意味着起搏器对过快的心房率不进行跟踪，从而避免不适当的快速心室反应（具有潜在危险性）。

6. 滞后功能

当患者自身心率极其低下或自身频率低于起搏频率时，低限频率或基础起搏频率决定起搏器的起搏频率。滞后功能是建立在自身心率基础上的一种起搏频率。对于无滞后功能的起搏器，如果起搏器频率为70次/分，一旦患者自身的心率降至69次/分，起搏器则以70次/分的频率起搏心脏。而具有滞后功能的起搏器，只要感知到自身心搏，脉冲发生器就会以程控的滞后频率（60次/分）工作。没有感知到自身心搏，脉冲发生器将以程控的基本频率（70次/分）工作。

7. 磁共振兼容功能

通过最小化使用铁磁材料、改进内部电流、改进簧片开关，以及导线滤波等方法，以增强抗干扰能力。而且在磁共振检查前需要通过程控仪一键将患者的起搏器程控为磁共振下工作的安全模式。磁共振检查结束后，可再次通过一键程控将患者的起搏器恢复之前的设置。

四、心脏永久起搏器植入适应证和禁忌证

（一）适应证

1. 窦房结功能障碍

明确症状是由窦房结功能障碍（sinus node dysfunction, SND）导致的，或由于某些疾病必须使用某些类型和剂量的药物治疗，而这些药物又可引起或加重窦性心动过缓并产生临床症状，推荐永久起搏治疗提高心率并改善症状。此外对于快-慢综合征患者，如果症状是由于心动过缓导致的，应接受永久起搏治疗，可以提高心率并改善灌注不足的症状。对于因窦房结变时功能不全引起症状的患者，应选择带有频率应答功能的起搏器治疗，可以增加活动耐量、改善症状。

目前证据表明，症状性 SND 人群中，基于心房的起搏方式优于单腔心室起搏，如房室传导系统完整且无传导异常证据，应植入单腔心房起搏或双腔起搏器；对于已植入双腔起搏器但房室传导完整的患者应尽可能优化起搏策略以减少右心室起搏比例。对于预期寿命较短或起搏比例不高的 SND 患者而言，单腔右心室起搏具有更优的经济-效益比，在此类人群中进行植入似乎是合理的。

2. 房室传导阻滞

对于一度、二度 I 型及 2∶1 房室传导阻滞，有无心动过缓症状是决定永久起搏适应证的主要依据。但若阻滞位点在房室结以下或存在系统性疾病可能导致房室传导阻滞进展，即使没有心动过缓症状，亦需考虑永久起搏。对于已知可逆原因导致的症状性房室传导阻滞患者，首先予病因及支持治疗。若治疗潜在疾病后仍存在房室传导阻滞，推荐行永久起搏器。迷走神经张力增高引起的房室传导阻滞，若患者无症状，不应行永久起搏器。

对于房室传导阻滞患者，推荐双腔起搏优于单腔起搏；若预期心室起搏比例较低，而多植入一根心房导线带来并发症可能大于获益，推荐行单腔心室起搏；若由于植入单腔起搏器的窦性心律患者出现起搏器综合征，则推荐升级为双腔起搏器；若明确房室传导阻滞部位在房室结，可考虑希氏束起搏。近年来左束支起搏从概念的形成到临床实践已取得长足进展，对房室传导阻滞患者可考虑行束支起搏，以尽可能维持左心室同步性。

3. 传导异常

双分支或三分支阻滞伴高度房室传导阻滞、间歇性三度房室传导阻滞或二度Ⅱ型房室传导阻滞、交替性束支阻滞的患者，推荐永久起搏。若伴有晕厥的束支阻滞患者，如果希氏束－心室间期（HV）≥70ms或在电生理检查中发现房室结下阻滞的证据，也推荐永久起搏。

4. 心脏手术后的心动过缓或传导异常

心脏外科手术后心动过缓或房室传导阻滞的发生与心脏手术类型及患者传导系统解剖特点有关。除外科术中损伤外，部分患者术前即表现为窦性心动过缓、传导阻滞或房颤，难以评估窦房结功能。这些患者心动过缓通常难以恢复，如大部分术后房室传导阻滞的患者在术后6个月内无法恢复，因此大部分患者需要植入永久起搏器。

（二）禁忌证

1. 存在全身活动性感染，一般不应安装永久性心脏起搏器，可先使用药物或临时起搏治疗心律失常，待感染控制后再植入永久起搏器。

2. 有出血风险的患者。

3. 高龄、营养状态差、不能耐受手术的患者。

五、心脏永久起搏器植入术术前准备

1. 询问过敏史

对于拟行心脏永久起搏器植入术的患者详细询问过敏史，如抗生素、碘、金属等，如有过敏应立即与医生沟通，避免患者出现皮肤瘙痒、皮疹和哮喘等过敏反应，甚至喉头水肿、低血压和休克等危及生命的情况。

2. 了解目前药物治疗情况

正在使用抗凝和/或抗血小板药物的患者囊袋血肿发生率会增加，继而增加感染的风险。抗血小板药物，特别是P2Y12抑制剂（氯吡格雷和替格瑞洛等）显著增加出血风险，除非存在必须使用的明确适应证，最好停用3～7天，特别是联合口服抗凝治疗时。

3. 定时监测生命体征

作为心脏永久起搏器植入的先决条件，患者应24小时内无发热和活动性感染。如果存在明显的感染风险，最好延迟植入。

4. 局部皮肤清洁备皮

术前应进行手术区皮肤清洁。根据选择穿刺部位的不同进行不同部位的皮肤准备。股静脉：双侧腹股沟及会阴部备皮并清洁皮肤。颈内静脉及锁骨下静脉：颈胸部及其侧的腋窝部备皮并清洁皮肤。如需要剃除毛发，应注意避免划伤皮肤。此外还要检查皮肤是否有破溃等异常情况。

5. 术前空腹

目前心脏永久起搏器植入术常规不需要全身麻醉，一般局部麻醉即可。因此建议患者术前4小时空腹即可。但对于特殊患者，如高龄、智力障碍患者不能配合手术或紧张诱发及加重心衰风险者可考虑给予全身麻醉以减少患者术中相关风险，此时就需要从手术日当日零点开始禁食禁水。

6. 术前抗生素输注

已证明使用预防性全身抗生素可以降低起搏器的感染风险。所有患者均应在手术前1小时内给予抗生素预防感染，以确保体内有足够的药物浓度水平。金黄色葡萄球菌是起搏器急性感染中最常见的微生物，应至少使用针对金黄色葡萄球菌的抗生素，如克林霉素等。

7. 协助患者练习在床上排尿、排便

心脏永久起搏器植入术后一般建议患者卧床12～24小时，为了避免患者因不能起床而导致的便秘、腹胀和排尿困难引起的尿潴留等问题，可在术前协助患者排尿练习，每天两次以上，直至患者感到排尿自然顺遂为止。同时可以指导患者进行收缩和放松盆底肌肌肉的锻炼：仰卧床上，以头部和两足跟作为支点，抬高臀部，同时收缩肛门和阴道周围的肌肉，保持5～10秒，然后放下臀部，放松盆底肌肌肉。每次运动时间为10～15分钟，每天3次，以增强尿道括约肌的作用，控制排尿功能。

8. 心理指导

术前多与患者沟通和交流，介绍起搏器，实施手术的意义、重要性及必要性，让其对手术及其作用、注意事项有一定的了解，让患者充分做好思想准备，如同病区内有心脏永久起搏器植入术后患者，可让患者与其交流经验，使患者充分建立信心。

六、心脏永久起搏器植入术术后护理

1. 严密监测生命体征

术后依据医嘱进行心电监测。将术后起搏心电图与术前心电图中的P波、QRS波的形态和时限进行比较，从而判断电极位置、起搏信号、起搏功能等是否正常，有无发生起搏脱落现象，起搏频率是否在设置限定范围，发现异常情况应

及时与医生沟通并进行必要的处理。同时监测生命体征，如体温过高，需警惕是否出现切口感染；血压过低或脉压减小警惕心脏压塞，血压过高容易出现皮下血肿，应及时处理。

2. 饮食护理

（1）术后即可进食，卧床期间建议易消化饮食。避免进食豆类、牛奶等易产气类食品，导致肠道内积气过多会发生腹胀的情况。

（2）下床活动后即恢复正常饮食。对于心血管疾病患者可推荐心脏健康膳食。这种饮食模式强调营养均衡，包括低脂肪、低盐、高纤维的特点，以帮助减少心血管疾病的发生。同时还强调增加钾的摄入，因为钾可以促进尿液中钠的排泄，降低血容量，从而降低血压。此外，还需要增加蛋白质和膳食纤维的摄入，这两种营养素有助于控制血压和改善心血管健康。

3. 伤口护理

（1）术后保持局部敷料清洁干燥。7～14天揭掉伤口敷料。

（2）手术后3周可以洗澡，洗澡时不要揉搓起搏器部位皮肤。

（3）有缝线者，拆线后3～7天揭掉伤口敷料，拆线1周后可洗澡。

（4）早期轻微的手术伤口疼痛，属正常现象。注意观察伤口局部皮肤情况。如皮肤发红、变薄，或伤口处出现剧烈疼痛、明显肿胀、渗液，出现发热、肩胸或腹部肌肉跳动，及时通知医生，避免并发症的发生。

4. 活动指导

（1）手术后通常需要平卧12～24小时，长时间卧床不但会增加患者腰背痛的发生率，亦可导致便秘、尿潴留、压力性损伤甚至深静脉血栓形成等并发症。卧床制动期间，指导患者做双下肢踝泵运动。第一次下地应逐步过渡到坐位、坐位脚悬吊在床边、床旁站立、床旁行走，预防体位性低血压及跌倒。

（2）术侧肩关节通常12～24小时限制活动，特殊情况下请遵医嘱。鼓励多做术侧肘关节活动、反复握拳动作促进上肢血液回流。在电极预留的长度足够及囊袋内电极固定良好的前提下，适当地进行肘关节活动、反复握拳动作不至于引起电极脱位。

（3）术后第2天伤口常规换药。换药后鼓励尽早开始术侧肩关节适度活动，但应避免大幅活动（如梳头动作）。术后1个月内应避免起搏器患侧卧位，采取平卧位或起搏器对侧卧位休息。术后3个月内逐渐加大起搏器侧上肢的运动幅度。术后6个月，可以恢复正常活动，注意保护起搏器部位，避免外力撞击。相关功能锻炼详见第八节心脏永久起搏器植入术后功能锻炼。

七、常见并发症及护理

心脏永久起搏器植入术后的并发症是指与心脏起搏治疗有关的，在这一诊疗过程之中或之后出现的不良反应及后果。按发生的原因可分为：与植入手术相关的并发症、与导线相关的并发症、与脉冲发生器相关的并发症，以及与起搏器囊袋相关的并发症。

（一）与植入手术相关的并发症

1. 气胸

（1）表现：患者出现胸痛，不敢深呼吸。患者出现无法解释的低血压、胸闷、呼吸困难等。通过查体发现术侧呼吸音减低，语颤减弱。

（2）发生原因：穿刺时针头刺入过深；针头与胸壁表面

成角太大，误入胸腔引起。

（3）处理方法及应对措施：术中一旦怀疑有气胸时，应立即拔除穿刺针。气胸的处理应根据患者的症状和肺压缩的情况而定。若肺压缩不超过30%，患者胸闷、气短症状轻微，可不做特殊处理，动态观察。气体可在术后1～2周内逐渐吸收。若肺压缩超过30%，患者出现胸闷、气短、呼吸困难或出现张力性气胸，患者症状进行性加重，则需穿刺抽气或行胸腔闭式引流。

2. 静脉血栓形成

（1）表现：最常见的表现是上肢轻度水肿、疼痛和沉重感。

（2）发生原因：术后活动受限、血管内皮异常及凝血功能失常等均可能导致血栓形成。

（3）处理方法及应对措施：通常情况下机体可自行通过静脉系统侧支循环的建立，避免血栓形成造成的回流障碍，保守治疗即可。保守治疗包括卧床休息和抬高上肢，通常可以减轻症状。

3. 臂丛神经损伤

（1）表现：术后突发的肢体麻木、肌力进行性下降，随后出现肌力、肌张力下降。

（2）发生原因：多为术后囊袋周围组织间隙渗血累及臂丛神经所致。

（3）处理方法及应对措施：随着出血吸收，压迫减轻，感觉和运动功能一般均能恢复完全。

（二）与导线相关的并发症

1. 导线脱位

（1）表现：导线脱位可以表现为导线头端明显移位和X线检查不能识别的微脱位。微脱位时心电图可表现为起搏和/

或感知不良，起搏阈值增高，以及阻抗正常或增加。X线检查可不明显，或仅表现为导线弧度改变，导线张力不足。完全脱位时心电图表现为起搏和感知不良、阻抗异常增高部分患者可有间歇性异位刺激。

（2）发生原因：主要原因是与其在心腔位置、心内膜结构、电极入径处固定牢靠程度及术者的操作熟练程度是否规范化等有关。为了预防电极移位，要规范手术操作，尤其正确固定电极导线，然而术侧手臂过度伸展及突然牵拉活动也是电极脱位的主要原因之一。

（3）处理方法及应对措施：导线脱位一旦确诊，应及时尽早手术重新调整位置。

2. 心脏穿孔

（1）表现：表现轻重不一，大多数心脏穿孔可以无症状或仅表现为起搏和感知功能异常，一般不易为临床所发现。重者可以引起肺栓塞、血气胸、心脏压塞，甚至猝死。典型心脏穿孔主要表现为胸痛，或因导线刺激，引起心外局部肌肉跳动。若有心脏压塞，可出现心悸、气促、发绀、烦躁不安、血压下降等相应临床症状。

（2）发生原因：曾经或正在使用激素，使用主动固定导线或临时起搏导线，将成人导线应用于儿童，导线预留过长致局部张力过大，心脏转位，低体重患者（体重指数＜20）等。

（3）处理方法及应对措施：术中心肌穿孔导致的急性心脏压塞，需紧急心包穿刺引流或开胸处理。术后数日或更长时间内突然出现心脏穿孔无心脏压塞征象可在做好开胸手术准备的保护下拔除导线，重新更换植入部位。多数病例可避免开胸手术，但再次植入术后需严密检测，直至度过危险期。

（三）脉冲发生器相关的并发症

起搏器综合征

（1）表现：心脏永久起搏器植入后起搏系统功能正常，但由于血流动力学及心脏电生理学方面的异常，患者出现一系列症状，限制患者获得最佳生活状态。患者可表现为胸闷、头晕、气短、出汗、头痛、咳嗽、颈部及腹部搏动感等症状，查体可见血压较前降低，颈部搏动；起搏时出现反流杂音；肝脏搏动、水肿等。

（2）发生原因：房室收缩不同步、室房逆传，以及左右心室收缩不同步。心脏永久起搏器植入后（特别是VVI起搏器），由于心脏失去正常房室顺序收缩而致心排血量下降，动脉压下降，以及神经体液反射异常而引起的心脏血管功能障碍。

（3）处理方法及应对措施：选择正确的起搏模式及设置最佳的起搏参数是预防及治疗起搏器综合征的最有效的方法。严格掌握VVI心脏永久起搏器植入适应证是预防起搏器综合征出现的重要方法。

（四）起搏器囊袋相关的并发症

1. 起搏器囊袋血肿

（1）表现：切口有局部的渗血，量多时，血液积聚于起搏器囊袋，形成血肿，临床表现为局部剧烈疼痛、肿胀隆起，触诊有波动感，囊袋内压力增加，用注射器抽出暗红色不凝的血液可以确诊。

（2）发生原因：①手术者术中操作粗糙，分离组织层次不清，损伤过大，止血不彻底，血管结扎不牢固或丝线松脱，引起伤口出血或血肿；②术前未及时停用抗凝药或自身有凝血机制障碍；③久病体弱消瘦、皮下脂肪菲薄、组织松弛、吸收能力差；④过大或松弛囊袋不能有效固定起搏器，或固定起搏器缝线过紧导致局部囊袋组织牵拉或摩擦时致组织出血。

（3）处理方法及应对措施：对于积血不多、张力不大的血肿尽量保守治疗，避免抽吸或放置引流，以减少感染的危险。可采用沙袋压迫、加压包扎等处理，出血量不大者多可自行吸收。如果继续出血，伤口剧痛，镇痛药无效，切口有崩开的危险，应考虑清除血肿，并仔细勾画血肿轮廓，定时检查有无扩散及消退。

2. 起搏器囊袋感染

（1）表现：主要取决于感染的位置，症状可以局限于囊袋，可有局部伴随全身的表现，也可能只表现为全身症状。文献报道，69%的患者表现为起搏器囊袋局部的感染征象，20%的患者表现为局部和全身症状，约11%的患者仅有全身症状而无局部症状。起搏器囊袋局部的感染有多种表现，最常见的为局部发红、疼痛、肿胀、局部皮温升高，其他的症状和体征包括皮肤侵蚀破溃、伤口愈合不良或形成瘘道而渗液等。

（2）发生原因：①患者因素：正在使用抗凝、抗血小板药物或合并其他疾病，如糖尿病、肝功能低下、白细胞低下等情况及恶性肿瘤、长期使用激素、中心静脉置管、局部皮肤情况异常（痤疮、疱疹等）、切口脂肪液化均可能增加囊袋感染的机会，心、肾功能不全者较其他患者更易发生局部组织感染，术后出现囊袋血肿也是发生囊袋感染的危险因素之一。②术者因素：经验缺乏、消毒不严、手术持续时间长、导管室无菌环境差、参与手术人员过多、术前未严格进行皮肤准备。

（3）处理方法及应对措施：起搏器袋感染一旦牵涉起搏系统，应常规取出脉冲发生器和导线。通常感染的起搏器取出后，经过至少1周的抗感染治疗，可在对侧重新植入新的起搏系统。预防感染需要遵循以下原则：①严格无菌操作，术中止血彻底；②囊袋大小合适；③缩短手术时间；④在经严格消毒的导管室植入起搏器；⑤手术器械应严格消毒；⑥严格控制患者易感因素如高血糖；⑦术前1小时预防性应用抗生素。

八、心脏永久起搏器植入术后功能锻炼

尽管心脏永久起搏器植入技术已趋于成熟，但患者术后并发症仍经常存在。术侧肩部损伤在心脏永久起搏器植入患者最为常见，并伴有呼吸和外周肌肉减弱、呼吸困难和疲劳感增加的现象。近几年，在心脏永久起搏器植入术后患者中功能锻炼越来越受到重视，其中的关键，按照患者所能接受的最大运动负荷量，对训练强度进行科学的调整，达到改善肩关节功能活动度、提高术后生活质量的目的。

（一）运动前评估

心脏永久起搏器植入术后患者由于担心囊袋出血，以及电极移位等并发症以至于术后恐动症患病率较高，因此，确保术后早期运动康复的安全性已成为患者能否积极参与早期康复的关键点。对起搏器术后患者实施康复活动需要进行全面的评估：包括临床综合症状的评估，如病史、生命体征、心理状态、心肺功能状况、潜在并发症和起搏器功能等情况评估。并实时关注术后起搏器参数情况，对于参数异常患者可酌情停止或延迟活动干预，从而确保早期运动康复的安全。

（二）运动开始指征

早期运动康复开始时间因人而异，不同患者对术后早期

运动的适应性与耐受性也不一样。对于凝血功能正常、营养状况良好的患者，可在妥善固定肩关节基础上，麻醉清醒之后即开始进行。

（三）运动方式及强度

1. 术后第1～2天，握拳运动。患者任意体位，五指用力伸直张开，然后用力握拳，呈四指拢向下弯曲状，大拇指横在四指前方，保持手背与小臂间力量松拳交替以防止手部关节僵硬。

2. 术后第2～3天，前伸运动。患者直立，双手放于两侧，双目平视前方，将术侧上肢尽量往前伸，尽可能伸直，逐步练习。

3. 术后第3～4天，外展运动。患者直立，将上肢前伸与肩同宽、平行，然后向两侧缓慢打开，与躯干呈直线，随后缓慢收回再缓慢打开，术侧上肢伸展角度不超过90°。

4. 术后第4～5天，后伸运动。患者直立，双手放于两侧，双目平视前方，将术侧上肢尽量后伸至与肩同宽，与躯干呈30°，逐步练习。

5. 术后第5～6天，旋臂运动。患者直立，将上肢轻度外展，以肩为轴，先旋前再旋后运动。

6. 术后第6～7天，攀岩运动。患者面对墙壁站立，双脚打开与肩同宽，手掌朝前置于墙壁，逐渐向上攀爬至自己能耐受的高度。

7. 术后第7～8天，肩关节内收外展＋呼吸。患者站立位，保持头部及躯干稳定，吸气时双上肢向上过肩外展，双手相对；呼气时回收双肘，弯曲放于腹部。

8. 术后第2周或揭掉伤口敷料以后，建议患者继续锻炼肩关节的活动。

（1）动作一：攀岩运动。患者面对墙壁站立，双脚打开与肩同宽，手掌朝前置于墙壁，逐渐向上攀爬至肘关节伸直。

（2）动作二：体侧外展。患者直立，将上肢放于身体两侧，双手向外然后向上外展抬举，幅度逐渐加大至180°。

（3）动作三：手臂内外旋＋呼吸。患者双上臂贴于身体两侧，弯曲双肘向外打开，外旋时缓慢吸气；呼气时双肘向内，内旋收于腰腹前。

9. 起搏器术后功能锻炼注意事项。

（1）锻炼时所有动作要在无痛或轻微疼痛下完成，一定要力而行，循序渐进增加幅度。

（2）所有动作完成需柔和、缓慢，每个动作维持2～3秒，不能快速或动作过猛。

（3）锻炼频率参考：每个动作10～15个为一组，每次做1～2组，每天1～3次。

（4）具体起搏器术后功能锻炼分解动作详见图5-1。

术后1～2天：握拳运动　　　　　术后2～3天：前伸运动

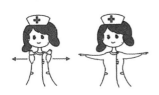
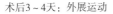

术后3～4天：外展运动　　　　　术后4～5天：后伸运动

图5-1　起搏器术后功能锻炼操

术后5~6天：旋臂运动

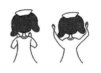

术后6~7天：攀岩运动

缓慢吸气　缓慢呼气

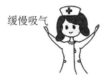

术后7~8天：肩关节内收外展+呼吸

术后第二周或伤口敷料揭掉以后继续锻炼肩关节的动作

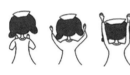

手术第二周后动作一：
攀岩运动

手术第二周后动作二：
体侧外展

缓慢吸气　缓慢呼气

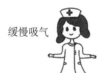

手术第二周后动作三：手臂内外旋+呼吸

图5-1　起搏器术后功能锻炼操（续）

九、心脏永久起搏器术后患者出院指导

1. 教会患者自己数脉搏以观察起搏器的频率情况。鼓励患者每天安静时，如早上起床时数脉搏，然后记录在本子上。自测脉搏低于起搏器设定频率应及时复查。

2. 第一次复查的时候医生会给患者一个起搏器卡，起搏器卡的主要内容包括心脏永久起搏器植入时间、起搏器及电极导线型号、起搏器担保年限和手术医院及医师。不仅复查时需要携带，像外出旅游、平常的医疗检查也需要携带。

3. 患者在植入术后第3个月时应检查一次，以确保起搏器工作参数与患者心率、心律相匹配。之后，每年检测一次，以了解起搏器工作状况和电池状态。当起搏器使用时间接近预计寿命时，需要增加检测次数，及时更换起搏器。若佩戴带有除颤功能起搏器，当出现ICD报警或感觉发生电击应及时复查。起搏器如设定夜间频率，出国前应复查并调整。

4. 仍要按时服用其他治疗心脏病的药物。

5. 医疗检查或治疗前告知医生装有起搏器。核磁兼容起搏器原则上植入6周后可以做磁共振（一般可耐磁场强度为1.5T或3T）。检查前后应联系专业人员予以程控起搏器。

6. 直接与身体有电接触的或者向外发出强电磁波的电器应避免使用。例如电磁灶等不要使用或靠近。起搏器会受磁力影响。其余大部分的家电可以安全使用，但要保持良好的接地状态，避免漏电。

7. 关于移动电话的使用，现在市场上的起搏器都包含滤波器，并按照一般移动电话传输技术所用的频率范围进行了抗干扰测试，因此绝大多数移动电话使用不会有影响。为进一步减少相互作用的可能性，还是要告知患者移动电话与起搏器之间距离保持在15cm以上。使用移动电话时，尽量在起搏器对侧的耳边接听。

总的来说，生活中所遇到的大部分家用电器不会影响起搏器，如果靠近某些电器设备时感觉脉搏异常甚至头晕，应立刻停止使用该设备或离开该场所，症状立即缓解。如症状不缓解，应到医院检查。

〰 第四节　抗心律失常药物

一、抗心律失常药物的作用机制

目前治疗心律失常的主要策略是降低心肌组织的异常自律性，减少后除极，调节传导性或有效不应期以消除折返。达到上述目的的主要方式包括：①阻滞钠通道；②拮抗心脏的交感效应；③阻滞钾通道；④阻滞钙通道。抗心律失常药影响心脏的多种离子通道，故具有潜在致心律失常作用。当酸中毒、高血钾、心肌缺血或心动过速时，即使治疗度的抗心律失常药，也可发心律失常。

抗心律失常药物的基本作用机制如下。

1. 降低自律性

抗心律失常药物可通过降低动作电位 4 相斜率、提高动作电位的发生阈值、增加静息膜电位绝对值、延长动作电位时程等方式降低异常自律性。

自律细胞 4 相去极斜率主要由窦房结起搏电流（I_f）决定，细胞内环磷酸腺苷（cAMP）水平升高可引起窦房结起搏电流（I_f）增大，使自动去极速度加快。β受体阻滞剂可降低细胞内环磷酸腺苷（cAMP）水平而减小窦房结起搏电流（I_f），从而降低动作电位 4 相斜率。钠通道阻滞剂通过阻滞钠通道，可提高快反应细胞动作电位的发生阈值；钙通道阻滞剂通过阻滞钙通道，可提高慢反应细胞动作电位的发生阈值。腺苷和乙酰胆碱分别通过G蛋白偶联的腺苷受体和乙酰胆碱受体，激活乙酰胆碱敏感性钾通道，促进钾离子外流，可增加静息膜电位绝对值。钾通道阻滞剂阻滞钾电流，可延长动作电位时程。

2. 减少后除极

细胞内钙超载可致延迟后除极，钙通道阻滞剂通过抑制细胞内钙超载而减少延迟后除极发生钠通道阻滞剂可抑制延迟后除极的0相去极化：动作电位时程过度延长可引起早后除极，缩短动作电位时程的药物能减少早后除极发生。

3. 延长有效不应期

药物改变传导性或延长有效不应期可消除折返。钙通道阻滞剂和β受体阻滞剂可减慢房室结传导，从而消除房室结折返所致的室上性心动过速。钠通道阻滞剂和钾通道阻滞剂可延长快反应细胞的有效不应期，钙通道阻滞剂如维拉帕米和钾通道阻滞剂可延长慢反应细胞的有效不应期。

二、抗心律失常药物的分类

抗心律失常的药物分类方法主要分为VW分类、西西里分类及抗心律失常药物最新分类。本书主要依据VW分类，并在VW分类的基础上，在Ⅰ类中增加了Ⅰd亚类、Ⅳ类中增加了Ⅳb亚类，其他类中增加了窦房结起搏电流（I_f）抑制剂、其他自主神经调节剂及腺苷等，并结合中国实际补充了尼非卡兰等药物。

VW分类是1975年英国牛津大学的Williams根据药物的电生理特性将抗心律失常药物分为4类。Ⅰ类为钠通道阻滞剂，包括Ⅰa、Ⅰb、Ⅰc类；Ⅱ类为β受体阻滞剂；Ⅲ类为钾通道阻滞剂；Ⅳ类为钙通道阻滞剂。

（一）Ⅰ类药物（钠通道阻滞剂）

抑制峰钠电流（I_{Na}）可降低心房、心室肌和心脏传导系统动作电位幅度和最大除极速率，增高兴奋阈值，减慢传导，抑制异位自律性和阻断折返兴奋。根据药物与钠通道结合、解离的动力学特点及晚钠电流选择性，分为4个亚类。

1. Ⅰa类

阻滞钠通道开放，与钠通道解离时间中等，阻滞强度中等；可抑制快速激活的延迟整流钾电流（I_{Kr}），延长动作电位时程、有效不应期和QT间期。对多种类型心律失常有效，因抑制传导、延长QT间期及致心律失常作用，可增加病死率。奎尼丁还可抑制瞬时外向钾电流（I_{to}）。

代表药物：硫酸奎尼丁、普鲁卡因胺和丙吡胺。

（1）硫酸奎尼丁：用于治疗合并Brugada综合征、早复极综合征和短QT综合征的心律失常或特发性室颤。由于致心律失常等不良反应，已不用于房颤和心房扑动（房扑）。

注意事项：晕厥多出现在服药后72小时内，应住院给药。不良反应可出现在低剂量时，轻度包括金鸡纳反应（耳鸣、眩晕、腹泻等），中度有呕吐、低血压，重度有高度AVB或心搏骤停。

（2）普鲁卡因胺：目前推荐用于预激综合征伴房颤的药物转复；以往用于室早和室速，现已少用。

注意事项：可导致低血压、传导阻滞及心脏停搏，禁用于红斑狼疮患者。

（3）丙吡胺：用于迷走神经张力增高相关的房颤，并可用于梗阻性肥厚型心肌病，治疗心律失常的同时不会加重流出道梗阻。

注意事项：可致QT间期延长和尖端扭转型室速，禁用于心衰患者。

2. Ⅰb类

阻滞钠通道开放及失活，与钠通道解离时间短，对正常心肌的抑制峰钠电流（I_{Na}）抑制作用弱，抑制晚钠电流作用相对明显，可消除折返。抑制峰钠电流（I_{Na}）作用在心肌缺血等病理情况下增强，对浦肯野纤维作用强于心室肌，可提升电复律疗效。对房室传导和心肌收缩力影响小。用于室性快速性心律失常，对房性心律失常无效。大剂量Ⅰb类药物可抑制自律性，减慢室内及房室传导，抑制心肌收缩力。

代表药物：利多卡因和美西律。

（1）利多卡因：用于治疗急性心肌梗死、洋地黄中毒、心脏外科手术及心导管术合并的室早和室速。室速和室颤需反复电复律时，可提高复律成功率。

注意事项：经肝代谢，年龄≥70岁或肝功能异常时维持量减半；禁用于中、重度心衰。

不良反应：感觉异常，语言不清、意识改变、肌肉搐动、眩晕、心动过缓等，剂量过大可引起心脏停搏。

（2）美西律：用于室早、室速的治疗和预防复发，利多卡因有效者美西律也多有效。对长QT综合征，特别是3型，可缩短QT间期、抑制心律失常。

注意事项：其抑制传导及心肌收缩力，慎用或禁用于器质性心脏病，特别是心衰、二度或以上AVB及室内传导阻滞。

3. Ⅰc类

阻滞钠通道失活，与钠通道解离时间长，抑制钠通道作用强。减慢心房和心室内传导，轻度抑制延迟整流钾电流（I_{Kr}）和超快速激活延迟整流钾电流（I_{Kur}）。可治疗多种类型的房性和室性心律失常。抑制心肌收缩力作用强，可诱发或加重心功能不全，可能升高除颤/起搏的阈值。

代表药物：普罗帕酮、氟卡尼和莫雷西嗪。

（1）普罗帕酮：终止或预防无器质性心脏病的房扑、房颤（包括预激综合征）、阵发性室速及症状性房性期前收缩（房早）和室早，转复阵发性室上速。对房颤抑制作用强，起效快，是无器质性心脏病房颤转复和维持窦律的Ⅰ类推荐药物。其抑制心肌收缩力和传导的作用较明显，可增加器质性心脏病患者心衰、传导阻滞、心搏骤停和死亡风险。其阻滞肌浆网Ca^{2+}释放作用可用于治疗儿茶酚胺敏感型室速。

注意事项：可诱发心动过缓、房室及室内传导阻滞，或加重原有心衰，导致心排出量降低，室速恶化甚至死亡；禁用于支气管哮喘、心室肥厚≥14mm、中重度器质性心脏病、缺血性心脏病和心功能不全者。

（2）氟卡尼：与普罗帕酮相似，用于无器质性心脏病的室速或室上速，房颤转复和窦律维持。能够阻滞肌浆网Ca^{2+}释放，可用于儿茶酚胺敏感型室速。

（3）莫雷西嗪：治疗无器质性心脏病患者的房早和室早。

注意事项：禁用于心肌梗死、心功能不全、二度以上房室及室内传导阻滞患者。

4. Ⅰd类

选择性晚钠电流抑制剂，缩短动作电位时程（APD）和QT间期，降低复极离散度，增大复极储备和复极后不应期，治疗浓度不影响抑制峰钠电流（I_{Na}）和室内传导。用于治疗慢性心肌缺血，对长QT综合征3型和冠心病合并的心律失常有作用。

代表药物：雷诺嗪，Ⅰb类及胺碘酮也有抑制晚钠电流的作用，但选择性较低。

雷诺嗪：用于治疗慢性心肌缺血，可减少冠心病特别是非ST段抬高型心肌梗死合并的室早、短阵室速和房颤。静脉制剂用于危重患者，可联合其他药物治疗顽固性电风暴。

注意事项：主要经肝代谢，中、重度肾功能不全患者禁用；可引起QT间期轻度延长。

Ⅰ类药物抑制峰钠电流（I_{Na}）存在频率依赖性：抑制钠电流的效应在心率快时作用大，QRS波增宽更明显，作用强度Ⅰc＞Ⅰa＞Ⅰb，心率慢时抑制作用减弱（Ⅰd为新药，目前指南未明确效果比较）。

（二）Ⅱ类药物（β受体阻滞剂）

Ⅱ类药物可以阻滞$β_1$受体、降低腺苷酸环化酶活性和细胞内环磷酸腺苷浓度，从而降低窦房结自律性，延长传导时间和不应期，提高心室颤动（室颤）阈值；抑制钙通道，降低细胞内Ca^{2+}水平，抑制早后除极或延迟后除极。阻滞作用在交感神经张力增高时增大，在正常心脏或迷走神经张力增高时减小。Ⅱ类主要用于治疗窦性心动过速（窦速）或降低室上性心律失常的快速心室反应，可预防心肌梗死、心功能不全合并的恶性心律失常及猝死并降低病死率。也用于长QT综合征和儿茶酚胺敏感型室性心动过速（室速）等。

代表药物：包括选择性$β_1$受体阻滞剂美托洛尔和比索洛尔，非选择性β受体阻滞剂普萘洛尔和纳多洛尔，以及兼有β和$α_1$受体阻滞作用的卡维地洛等。

（1）普萘洛尔：以往用于控制室上性和室性心律失常，特别是与儿茶酚胺刺激有关或洋地黄中毒引起的心律失常。目前主要用于长QT综合征和儿茶酚胺敏感型室速。

注意事项：主要经肝代谢，存在首过效应。长期大剂量服用后停药应缓慢减量；禁用于支气管痉挛、病态窦房结综合征、AVB、低血压或休克患者。

不良反应：中枢神经系统反应和胃肠道反应。

（2）美托洛尔：用于治疗室上性快速心律失常，包括窦速、房扑和房颤的心室率控制；缺血性心脏病合并快速心律失常；减少室上性或室性心律失常相关症状；改善射血分数降低的心衰患者的预后。

注意事项：可引起或加重AVB。长期和大量用药后如需停药，应在1～2周内逐渐减量再停药；禁忌证类似其他β阻滞剂。

（3）比索洛尔：用于室上性和室性快速心律失常，特别是合并心肌缺血和心衰时。

注意事项：禁用于心源性休克、急性失代偿性心衰、二度以上AVB，慎用于肝肾功能不全及与非二氢吡啶类钙阻滞剂合用，可引起低血压或加重周围动脉疾病。

（4）艾司洛尔：超短效β₁受体阻滞剂，主要用于房颤、房扑时的心率控制，窦速、围手术期心动过速、心律失常电风暴的治疗。

注意事项：出现低血压和严重心动过缓应减量或停药；可加重心衰和休克，慎用于支气管哮喘患者；漏出静脉外或高浓度给药可造成组织坏死或静脉炎症。

（5）纳多洛尔：用于治疗长QT综合征（特别是2型）和儿茶酚胺敏感型室速。

注意事项：与普萘洛尔类似。

（6）卡维地洛：用于治疗窦速，特别是扩张型心肌病合并窦速。

注意事项：禁用于哮喘、二度以上AVB、严重心动过缓和病窦综合征、失代偿性心衰、肝功能不全和低血压患者。

（7）阿替洛尔：用于治疗窦速和早搏，控制房扑、房颤的心室率，水溶性高。

注意事项：加重外周循环障碍，与利血平和钙通道阻滞剂合用有叠加效应，禁忌证类似其他β受体阻滞剂。

（三）Ⅲ类药物（钾通道阻滞剂）

阻滞钾通道可减少复极期K⁺外流，分为非选择性K⁺通道抑制剂，选择性延迟整流钾电流（I_{Kr}）、乙酰胆碱敏感型钾通道电流、超快速激活延迟整流钾电流（I_{Kur}）、三磷酸腺苷敏感型钾通道电流和瞬时外向钾电流（I_{to}）抑制剂等。通过延长心房和/或浦肯野和/或心室肌细胞动作电位时程和有效不应期，终止或预防室上性和室性心律失常。延长QT间期、增大复极离散度，可能诱发早期后除极、促进折返和尖端扭转型室速的发生。

1. 非选择性 K^+ 通道阻滞剂

非选择性 K^+ 通道阻滞剂同时阻滞多种 K^+ 通道。

代表药物：胺碘酮和决奈达隆。

（1）胺碘酮：用于室上性和室性快速心律失常（尤其伴有器质性心脏病），血流动力学稳定且无QT间期延长的单形性或多形性室速，房颤的药物复律、维持窦律和快速心室率的控制，加强电复律和除颤的疗效。口服也用于预防危及生命的室速、室颤发作，减少植入ICD后的放电次数。

注意事项：静脉用药需葡萄糖液而非生理盐水稀释；可引起心动过缓、房室或室内传导阻滞、心脏QT间期延长；可引起甲状腺功能减退或亢进，长期大剂量用药需每3～6个月检测甲状腺功能；可引起间质性肺泡炎和肺间质纤维化，呈不可逆性，一旦发生需立即停药，胸部X线或CT检查在用药第1年可1次/半年，以后1～2次/年。有发热、咳嗽、气短等症状时要及时检查；小剂量（≤200mg/d）或短时间使用不良反应发生率大幅降低；可引起转氨酶增加2～3倍或药物相关肝功能异常，需减小剂量或停药；可增高华法林及维生素K依赖性口服抗凝药的血药浓度，应加强监测凝血指标。

（2）决奈达隆：用于阵发性或持续性房颤转复后维持窦律，减少因房颤住院的风险，减少房颤合并心血管高危因素（如75岁以上、高血压、左心房增大等）的心血管住院率和死亡率；有β受体阻滞作用，可用于稳定性冠心病合并房颤。该药起效较快，是无器质性心脏病、瓣膜型心脏病或射血分数保留型心衰合并房颤时维持窦律的Ⅰ类推荐。胺碘酮引起甲状腺毒性时可换用决奈达隆。

注意事项：经肝代谢，需定期检测肝功能。QT间期延长；禁用于QT间期延长或使用延长QT间期药物的患者。也禁用于心衰或永久性房颤，可能增加病死率；与洋地黄、β受体阻滞剂、华法林合用时，需要减少这些药物的剂量；增高口服抗凝药血药浓度，需慎重合用或调整抗凝药的种类和剂量。

2. 选择性K⁺通道阻滞剂

选择性K⁺通道阻滞剂主要抑制延迟整流钾电流（I_{Kr}），可延长心房和心室肌动作电位时程（APD）和有效不应期（ERP），用于房颤复律和复律后维持窦性心律（窦律）及治疗多类室性心律失常。但此类药物可引起QT间期延长、跨膜复极离散度增大，有发生尖端扭转型室速的风险，对于合并严重器质性心脏病或存在长QT基因突变人群有较高风险。

代表药物：索他洛尔、伊布利特、多非利特、尼非卡兰等，索他洛尔兼有β受体阻滞作用。

（1）索他洛尔：用于房颤复律前后，以及室性心律失常的治疗。有β受体阻滞作用，可用于冠心病患者。可能增加其他器质心脏病和心衰患者的病死率，对房颤节律控制降为Ⅱb类推荐。

注意事项：该药可引起QT间期延长，当剂量＞320mg/d，发生率明显增高。起始时住院给药，改变剂量时检测QT间期。可引起心动过缓或传导阻滞。禁用于心功能不全、明显左心室肥厚、低钾、支气管哮喘及肌酐清除率＜50ml/min的患者，需定期监测血钾和肌酐清除率。

（2）伊布利特：用于近期（90天内）发作的房颤、房扑的急性转复，起效快，转复率高，常用于导管消融术中房颤的转复。

注意事项：可引起QT间期延长，给药时及给药后，连续心电监护至少6小时，监测QT间期，一旦发生室性心律失常，立即静脉注射硫酸镁1～2g，必要时电复律。

（3）多非利特：用于房颤、房扑复律和维持窦律，可用于合并心衰患者。

注意事项：可导致QT间期延长，需评估传导功能及肌酐清除率。

（4）尼非卡兰：用于危及生命的室速和室颤。可减慢房室旁路传导，有终止房颤的作用。该药起效快，不影响心肌收缩力，可用于器质性心脏病或心衰患者。由于循证医学证据相对有限，可作为其他药物疗效不佳或不能使用时的替代药物。

注意事项：可引起QT间期延长，静脉注射硫酸镁有效，需连续心电监测3小时以上或至QT间期恢复正常。慎用或禁用于窦性心动过缓、AVB和室内传导阻滞。

3. IKur阻滞剂

抑制心房特异性，超快速激活延迟整流钾电流（I_{Kur}），也可抑制瞬时外向钾电流（I_{to}）和抑制峰钠电流（I_{Na}）。延长心房肌动作电位时程（APD）和有效不应期（ERP），用于房颤的转复。轻度延长QT和QRS间期。

代表药物：维纳卡兰。

维纳卡兰：用于转复近期发生的房颤，适用于持续时间≤7天的非术后房颤或发作≤3天的心脏术后房颤，可用于轻度心衰。具有一定的心房选择性，对心室肌影响小，安全性高，转复快速（15～30分钟），是无器质心脏病房颤复律的Ⅰ类推荐。

注意事项：以体重计算剂量；禁忌用于收缩压＜100mmHg、失代偿期心衰、主动脉瓣重度狭窄、二度以上AVB，以及1个月内有急性冠状动脉综合征的患者。

4. 瞬时外向钾电流（I_{to}）阻滞剂

瞬时外向钾电流（I_{to}）在心外膜表达较强，参与J波形成及2相折返引起的多形性室速。奎尼丁有抑制I_{to}作用,用于治疗Brugada综合征、早复极综合征和短QT综合征。

(四)IV类药物(钙通道阻滞剂)

1. IVa类

维拉帕米和地尔硫草为非二氢吡啶类钙通道阻滞剂。可阻滞细胞膜L型钙通道,减低钙电流(I_{Ca}),降低窦房结自律性和传导性,延长PR间期。可加重窦房结功能不全和房室传导阻滞,抑制心肌收缩力。

代表药物:维拉帕米和地尔硫草。

(1)维拉帕米:用于房颤或房扑的心室率控制,不适当窦速,终止(静脉注射)和预防(口服给药)阵发性室上速,也可用于终止左后分支起源的特发性室速和短联律间期室早诱发的室速。

注意事项:禁用于心功能不全和房颤合并预激,可引起心动过缓、传导阻滞、便秘等,不建议与β受体阻滞剂合用。禁用于1岁以下婴儿。

(2)地尔硫草:用于房颤和房扑时快速心室率的控制,终止阵发性室上速。

注意事项:禁用于预激综合征合并房颤、心功能不全、病窦综合征或AVB、主动脉瓣狭窄、急性心肌梗死和心源性休克患者,与β受体阻滞剂合用时不良作用增加。

2. IVb类

肌浆网RyR2-Ca^{2+}释放通道阻滞剂。可降低细胞内Ca^{2+}浓度,抑制DAD参与的触发兴奋及心律失常。氟卡尼有这类作用,普罗帕酮可能有类似作用。

（五）其他

1. 起搏电流I_f抑制剂

阻滞超极化激活的环核苷酸门控通道，抑制窦房结，降低4相去极化速率和窦房结自律性，减慢窦性心律。

代表药物：伊伐布雷定。

伊伐布雷定：治疗不适当窦速或心脏慢性收缩功能不全，在服用β受体阻滞剂后，窦性心律仍≥75次/分的患者。

注意事项：禁用于低血压、急性心功能不全、严重肝损害患者；可引起心动过缓，避免与地尔硫䓬或维拉帕米合用。

2. β受体激动剂

异丙肾上腺素和肾上腺素。兴奋$β_1$受体，增大If幅度，增快窦房结频率及异位起搏点的逸搏频率，治疗心动过缓或慢频率依赖的心律失常。

代表药物：异丙肾上腺素和肾上腺素。

（1）异丙肾上腺素：用于高度或3度AVB，尤其伴阿-斯综合征发作时（除外室速或室颤引起），用于长QT综合征（特别是2型和3型）可提高心率并缩短QT、抑制尖端扭转型室速，抑制Brugada综合征和早复极综合征等合并室颤/室速风暴。

注意事项：禁用于交感兴奋相关的室性心律失常，慎用于冠心病（心肌缺血、心肌梗死）、甲亢患者。

（2）肾上腺素：用于心搏骤停的CPR。

注意事项：可诱发或加重心肌缺血和快速心律失常，使用前需纠正低血容量，避免外渗。

3. 毒蕈碱M2受体阻滞剂

降低迷走神经兴奋性，使交感神经张力相对增强。增高窦房结、心房和AVN的自律性和传导性。用于与迷走神经张力增高相关的、起源于窦房结或希氏束以上的缓慢性心律失常。

代表药物：阿托品。

阿托品：用于迷走神经兴奋性增高导致的窦缓和窦房传导阻滞、AVB等，也可用于窦房结功能不全合并的缓慢交界区心律失常。

注意事项：慎用于希氏束以下及浦肯野纤维病变的AVB、心肌缺血、心衰、心动过速（特别是窦速）及前列腺肥大。

4. 毒蕈碱 M_2 受体激动剂

洋地黄类药物。抑制 Na^+、K^+-ATP酶活性，增加心肌收缩力和心输出量，反射性（间接）兴奋 M_2 受体，增高迷走神经张力，减慢心率，增加隐匿传导。用于控制室上性快速心律失常的心室率。可使细胞内 Ca^{2+} 浓度增高，导致心律失常，合并低钾或洋地黄中毒时容易发生。

代表药物：地高辛和去乙酰毛花苷。

（1）地高辛：用于减慢房颤或房扑的快速心室率及终止室上速，尤其合并心功能不全时。

注意事项：主要经肾排泄，慎用于肾功能不全、心肌炎、低氧血症、低钾血症、低镁血症和心肌淀粉样变患者；禁用于预激综合征合并房颤/房扑、AVB、窦房结功能不全、肥厚性梗阻型心肌病、室速或室颤、心肌梗死急性期、缩窄性心包炎或二尖瓣狭窄伴窦律患者。中毒浓度 > 2ng/ml，可出现各种心律失常，立即停药，严重时使用地高辛特异性抗体纠正。

（2）去乙酰毛花苷（西地兰）：用于病情紧急时减慢房室结传导，如合并严重左心衰的阵发性室上速、房扑和房颤。

注意事项：需在体内代谢为地高辛后发挥药理作用，中毒、不良反应和禁忌证同地高辛，可监测地高辛血药浓度，中毒浓度同地高辛。过量或中毒反应一般在停药后1～2天可消失。

5. 腺苷A₁受体激动剂

腺苷。激活腺苷A₁受体，降低窦房结、心房和延长房室结自律性，抑制延长房室结传导；在心室肌细胞降低肾上腺素能介导的腺苷酸环化酶活性，抑制触发兴奋，终止室上性心动过速（室上速）及特发性室速。

代表药物：腺苷。

腺苷：用于终止房室与房室结折返性心动过速，部分房性心动过速（房速）和右心室流出道特发性室速。

注意事项：禁用于窦房结功能不全、AVB和高反应性气道疾病。出现心动过缓和心脏停搏可予心脏按压。

不良反应：常见，如呼吸困难、胸闷等，持续时间仅数秒，也可引起一过性窦缓、窦性停搏及传导阻滞。